好心脏养出来

一本书让你了解冠心病

郑晓群　惠　慧　主　编

徐　鹤　蔺建文　王兴国　副主编

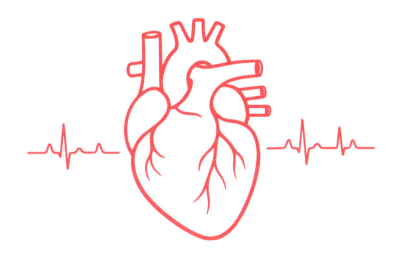

化学工业出版社

·北京·

内容简介

《好心脏养出来：一本书让你了解冠心病》由大连市中心医院组织编写，各章节由心血管内科、心脏外科、营养科等多学科临床医生联合撰写，融合丰富的临床经验与前沿医学知识。

全书围绕"预防、诊断、治疗、日常管理"四大维度展开：第一章从生活方式入手，解析控制"四高"、戒烟限酒、体检建议等预防策略；第二章系统介绍冠心病诊断技术，涵盖心电图、冠脉CTA等实用检查，帮助读者了解检查项目的用途；第三至五章详解药物治疗、介入支架与搭桥手术的适应证及术后护理，以获悉全面的治疗方法；第六至八章聚焦营养、运动与心理管理，从更多角度去守护心脏健康。

本书立足专业性与实用性，语言通俗易懂，既为冠心病患者及家属提供科学指导，也可作为大众心脏健康管理手册，助力读者从日常点滴筑牢"心"防线。

图书在版编目（CIP）数据

好心脏养出来：一本书让你了解冠心病 / 郑晓群，惠慧主编；徐鹤，蔺建文，王兴国副主编. -- 北京：化学工业出版社，2025. 9. -- ISBN 978-7-122-48525-0

Ⅰ. R541.4

中国国家版本馆CIP数据核字第2025MJ6931号

责任编辑：丰　华　王丹娜　　　　　　装帧设计：锋尚设计
责任校对：李露洁

出版发行：化学工业出版社
　　　　　（北京市东城区青年湖南街13号　邮政编码100011）
印　　装：盛大（天津）印刷有限公司
710mm×1000mm　1/16　印张12½　字数200千字
2025年10月北京第1版第1次印刷

购书咨询：010-64518888　　　　　　　售后服务：010-64518899
网　　址：http://www.cip.com.cn
凡购买本书，如有缺损质量问题，本社销售中心负责调换。

定　　价：78.00元　　　　　　　　　　版权所有　违者必究

编写人员名单

主　编：郑晓群　惠　慧

副主编：徐　鹤　蔺建文　王兴国

编　者：（按姓氏拼音排序）

曹　阳　哈尔滨医科大学附属第一医院

戴冰冰　大连理工大学附属中心医院

党　蔚　大连理工大学附属中心医院

杜明亮　大连理工大学附属中心医院

高雅琪　大连医科大学附属第一医院

高　洋　大连理工大学附属中心医院

何俊莹　大连理工大学附属中心医院

惠　慧　大连理工大学附属中心医院

贾崇富　大连医科大学附属第一医院

江　淼　大连理工大学附属中心医院

金毕英　大连理工大学附属中心医院

孔令秋　成都中医药大学附属医院

李　雪　大连理工大学附属中心医院

林雪琪　大连理工大学附属中心医院

蔺建文　大连理工大学附属中心医院

刘　畅　大连理工大学附属中心医院

刘　欢　大连理工大学附属中心医院

刘佳丽　大连理工大学附属中心医院

宋　权　大连理工大学附属中心医院

孙丽丽　大连理工大学附属中心医院

孙仕泽　大连理工大学附属中心医院
王贺妍　大连理工大学附属中心医院
王兴国　大连理工大学附属中心医院
徐　鹤　大连理工大学附属中心医院
杨　明　北京协和医院
杨　薇　大连理工大学附属中心医院
岳庆雄　大连理工大学附属中心医院
张美娇　大连理工大学附属中心医院
张秀芬　大连理工大学附属中心医院
赵　岩　大连理工大学附属中心医院
郑　博　北京大学附属第一医院
郑晓群　大连理工大学附属中心医院
庄文文　大连理工大学附属中心医院
庄熙晶　大连理工大学附属中心医院
邹　欣　大连理工大学附属中心医院

前 言

在当今信息爆炸的时代，健康的信息无处不在。然而，关于心脏健康的真知灼见，却时常被埋没在各种误解和半真半假的说法之中。心脏病作为全球范围内主要的死亡原因之一，其严重性与每个人的生活息息相关。因此，我们决定撰写《好心脏养出来：一本书让你了解冠心病》这本书，希望能够为广大读者提供一个科学、实用、可靠的心脏健康指南。

本书的创作初衷，是希望通过传播专业的医学知识，帮助大家建立正确的心脏健康观念，了解心脏疾病的预防、诊断、治疗以及日常管理。心脏健康不仅关乎医学治疗，更关乎我们选择的生活方式，如饮食、运动、工作与休息的平衡，以及心理状态的调整。正如本书标题所示，"好心脏"是可以"养"出来的，这一过程需要科学的方法和日常的坚持。

在撰写本书时，我感到一份沉甸甸的责任。我们的目标是让这本书不仅成为信息的宝库，更成为一本具有操作性的指南，帮助读者在忙碌和压力中找到保护和强健心脏的方法。为此，我们聚集了一批优秀的临床专家，包括心脏病学家、营养专家、心理专家等，他们共同为本书贡献了知识和经验。这些专家来自不同的医学领域，每个人都带来了其专业领域的深入见解，使本书成为一个多维度探讨心脏健康的平台。

第一章"好心脏'防'出来"，便是这一理念的展开。从防控"四高"开始探讨不良生活方式给人们带来的危害，再到解析日常习惯如何悄然影响我们的心脏健康。

在随后的章节中，我们将深入探讨如何通过现代医学手段诊断和治疗冠心病，如何借助药物和手术治疗来管理并恢复心脏健康。每一种治疗方法的介绍都旨在提供透彻的理解和实际的操作指导，无论是对患者还是对家庭护理者都至关重要。

不仅如此，本书还特别重视日常管理和预防。从饮食到运动，从心理调适到睡眠管理，每一个环节都是心脏健康的关键。书中通过实例和具体建议帮助读者构建一个全面、科学的心脏健康保护网。

对年轻人来讲，心脏病可能听起来遥远而复杂，但预防和管理心脏病的方法却触手可及、简单有效。愿我们在这本书的指引下，共同步入一个心脏更健康的未来。

最后，衷心感谢您的阅读与信任，让我们一同启程，为了一个跳动的生命，为了一个充满活力的自己。

祝您健康快乐，好心脏，给养出来！

大连理工大学附属中心医院冠心病四科主任
惠慧

目 录

 第一章

好心脏"防"出来

- ⊙ 养心脏，防"四高" … 2
- ⊙ 遏制冠心病"年轻化"从控制体重开始 … 6
- ⊙ 烟与冠心病 … 9
- ⊙ "美酒活血对心脏好"是个伪命题 … 13
- ⊙ 熬夜的危害与加班族熬夜攻略 … 17
- ⊙ 运动与猝死 … 19
- ⊙ 年轻人也不能忽视的体检 … 22
  - 上班族体检套餐建议 … 22
  - 老年人体检套餐建议 … 24

 第二章

初识冠心病

- ⊙ 冠心病的历史 … 26
- ⊙ 冠心病的诊断方法 … 29
  - 心电图和动态心电图 … 29

心脏超声与冠心病 ⋯ 33

冠心病微创检查的首选工具：冠脉 CTA ⋯ 37

窥视心脏血管的"金标准"：冠状动脉造影 ⋯ 45

冠心病与心肌损伤标志物 ⋯ 47

 第三章

冠心病日常药物

◉ 抗血栓药物 ⋯ 52

阿司匹林 ⋯ 52

氯吡格雷 ⋯ 56

替格瑞洛 ⋯ 57

◉ 降血脂药物 ⋯ 60

血脂高了就要服药吗？ ⋯ 60

他汀类药物 ⋯ 62

他汀"伴侣"——依折麦布 ⋯ 64

鱼油 ⋯ 66

"后他汀时代"的主流：PCSK9 抑制剂 ⋯ 69

PCSK9 抑制剂的新成员：英克司兰 ⋯ 71

◉ 硝酸甘油：从诺贝尔走向诺贝尔奖的奇妙旅程 ⋯ 74

◉ 用好药改预后 ⋯ 78

多面手的洛尔类药物 ⋯ 78

普利／沙坦降压又益心 ⋯ 80

新的里程碑：诺欣妥 ⋯ 81

第四章

冠心病介入治疗篇

◉ 冠脉支架的发展历程 ⋯ 86

◉ 支架是如何被安装到心脏血管里的呢？ ⋯ 90

◉ 术后在院期间护理注意事项 ⋯ 92

　血管加压护理 ⋯ 92

　学会速看心电监护 ⋯ 97

◉ 术后居家注意事项 ⋯ 104

◉ 冠脉支架植入常见问题集锦 ⋯ 107

第五章

冠心病搭桥治疗篇

◉ 冠状动脉搭桥术的历史 ⋯ 112

◉ 冠状动脉搭桥术的方法及适应证 ⋯ 114

　冠状动脉搭桥术的方法 ⋯ 114

　冠状动脉搭桥术的适应证 ⋯ 116

◉ 冠状动脉搭桥术的术后注意事项 ⋯ 118

　术后早期（围手术期）注意事项 ⋯ 118

　术后远期的注意事项 ⋯ 120

第六章

心脏的营养处方

◉ 营养成分与心脏健康 ⋯ 124

◉ 有益心脏健康的食物 ⋯ 144

◉ 有益心脏健康的营养素补充剂 ⋯ 149

 第七章

心脏的运动处方

◉ 运动与心脏健康 ⋯ 152

◉ 冠心病患者的运动康复 ⋯ 157

◉ 急性心梗后心衰患者的运动方法 ⋯ 161

◉ 冠心病患者的性生活管理 ⋯ 164

 第八章

心脏的心理处方

◉ 心理与心脏健康 ⋯ 168

◉ 改善焦虑的方法 ⋯ 171

◉ 重视抑郁症的危害 ⋯ 176

◉ 抑郁症的预防与治疗 ⋯ 181

◉ 助力睡眠质量的方法 ⋯ 186

第一章

好心脏

「防」出来

养心脏，防"四高"

在这个生活水平逐步提高的时代，更多的人开始注重身体健康，定期体检成了大部分人必做的事情。拿到体检报告，相信很多人都会关注一个问题："我有没有'四高'？"那么，到底什么是"四高"，"四高"又与心脏有什么关联呢？

 ……

"四高"通常指的是高血压、高血糖、高血脂（血脂异常）以及高尿酸，都是与代谢相关的疾病，常相伴存在。有的人可能患一种，有的人可能患两至三种，但不论患"四高"中的哪一种，如果不积极进行控制，远期都会给身体各个脏器带来危害。脑卒中、心脏病、肾脏病、眼底病变等疾病都离不开这"四元凶"。

想要有一颗好的心脏，首先要做的就是防治"四高"。

养心脏，防"高血压"

所谓高血压，指的是非同日 3 次以上在静息状态下测量的血压值，其中收缩压≥140mmHg 或舒张压≥90mmHg。值得注意的是，这里所述的血压指标是指在诊室测量的血压值。根据《中国高血压防治指南（2024 年修订版）》，除了常规的诊室血压诊断标准，还可以通过家庭自测血压和动态血压监测的方法来诊断高血压。如果家庭自测血压≥135/85mmHg 或动态血压监测提示 24 小时平均血压≥130/80mmHg、白天平均血压≥135/85mmHg、夜间平均血压≥120/70mmHg，则符合高血压的诊断标准。

众所周知，高血压是心血管疾病的独立危险因素，而冠心病是其常见的并发症。研究数据显示，高血压患者发生冠心病的风险是正常人的4倍。长期血压升高会引起血管内皮细胞损伤，促进冠状动脉粥样硬化，导致冠状动脉管腔狭窄，从而加重冠心病病情。同时，血压长期升高也会导致心肌缺血，使冠状动脉内膜的内皮细胞间的连续性中断，激活血小板，形成附壁血栓，增加冠心病的发病率。

那么，如何防治高血压呢？	高血压的发生并不是由单一因素引起的，年龄、肥胖、吸烟、遗传、不健康的饮食、长期精神紧张等都是导致高血压的重要因素。年龄的增长和遗传因素是我们无法控制的，但是戒烟、限酒、保持心情愉悦、健康的饮食和适当的运动，对于高血压、心脏病和呼吸系统疾病等多种疾病都是有百利而无一害的。

如果得了高血压，更要积极控制血压，使其保持平稳。常见的降压药物有很多种类，选择降压药物时要以"个体化"为原则，不同的高血压患者适合不同的降压药物，建议听从专业医师的建议，切忌盲目选择药物。

养心脏，防"高血糖"

由于不良的饮食习惯，糖尿病的发病率正在升高，同时糖尿病合并冠心病的发病率也逐年上升，患者的平均年龄越来越小。如果发现糖尿病典型的临床症状——"三多一少"，即多饮、多食、多尿、体重下降，应立即就诊或监测血糖，以明确是否患有糖尿病，但也不是所有人都会出现这些症状，有些人可能在体检时才发现血糖异常。

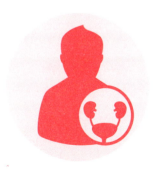

> | 糖尿病的真正可怕之处，是在于它所带来的严重并发症。 | 长期的高血糖能直接损伤大、小血管和神经系统，造成糖尿病肾病、糖尿病视网膜病变、糖尿病神经病变、动脉粥样硬化性疾病等并发症。高血糖能造成血管的慢性损伤，促进动脉粥样硬化的形成。与非糖尿病患者相比，糖尿病患者的冠心病发病率显著增加。糖尿病合并冠状动脉粥样硬化的主要诱因为遗传因素、年龄、性别、生活方式等多方面的共同作用。 |
> | --- | --- |

随着技术的进步，已有多种降糖药物可供选择，在降糖药物的选择上同样需要"个体化"治疗。对糖尿病患者而言，加强饮食控制、规律运动等生活方式的调整在控制血糖中尤为重要。

养心脏，防"高血脂"

随着人们生活方式的改变，高脂血症的发病率逐年升高，《中国心血管健康与疾病报告 2020》显示，在一般人群中血脂异常的发病率为 30%～40%。血脂检测主要包含四项指标——总胆固醇、甘油三酯、高密度脂蛋白胆固醇（HDL-C）和低密度脂蛋白胆固醇（LDL-C），其中 LDL-C 是冠心病的独立危险因素。近年研究发现，其他一些血脂指标也可能与冠心病的发生有关，比如脂蛋白 α，它是冠心病、缺血性脑卒中、外周血管疾病等的独立危险因素。血脂过多时容易造成血液黏稠度增加，血管壁上沉积小斑块，久而久之出现动脉粥样硬化，逐渐堵塞血管而引发冠心病。

防治"高血脂"，首先需要改善生活方式，清淡饮食、适当运动是必不可少的。对于健康人群中出现血脂异常的情况，不一定需要立即服用降血脂药物，可以通过改善生活方式进行调整并定期复查。而对于已经患有冠心病的人群，对 LDL-C 的控制要求更为严格，通常需 <1.8mmol/L，几乎所有患者需使用他汀类降脂药物治疗。

养心脏，防"高尿酸"

高尿酸血症（hyperuricemia，HUA）是由于人体嘌呤代谢紊乱所导致的疾病，任何影响血尿酸生成和（或）排泄的因素均可导致血尿酸水平升高。在血尿酸水平过高的人群中，5%～12%的人最终可能发展为痛风，余者并无明显症状。大量研究表明，HUA与多种传统心血管病危险因素相关，如老年、男性、高血压、糖尿病、高甘油三酯血症、肥胖、胰岛素抵抗等。高尿酸血症已被识别为冠心病的危险因素之一，血尿酸每升高59.5μmol/L（1mg/dL），男性的死亡风险增加48%，女性增加126%。Bickel等人的研究发现，对于已确诊为冠心病的患者，血尿酸＞433μmol/L（7.28mg/dL）的患者死亡率是血尿酸＜303μmol/L（5.09mg/dL）的患者的5倍。多因素分析进一步证实，血尿酸是导致冠心病患者全因死亡和冠心病特异性死亡的独立危险因素。

 ……

高血尿酸水平受多种因素的影响，例如遗传因素（先天性自身尿酸代谢差）、年龄、性别、饮食习惯、肥胖等。研究表明，冠心病合并高血压或心功能不全者，长期服用ACEI类或含有利尿成分的降压药物，可能会影响嘌呤代谢并增加血尿酸水平升高的风险，应该注意患者随访，及时调整用药，必要时辅以苯溴马隆或别嘌呤醇类药物，促进血尿酸排泄，降低尿酸水平，减少痛风发作，改善冠心病患者的预后。

"四高"与心脏病有着密不可分的联系，提高对"四高"的重视，积极控制血压、血糖、血脂以及血尿酸，改善饮食、生活方式，并进行正确的药物治疗都是必不可少的。从细微之处开始控制，防患于未然，才是解决之道。

（惠慧　戴冰冰）

遏制冠心病"年轻化"从控制体重开始

冠心病，以往被认为是老年人的"专利"，现如今却在悄然改变，罹患冠心病的人群正在朝着年轻化的趋势发展，二十来岁的冠心病患者屡见不鲜。很多人会问，为什么会这样？不良的生活方式是首当其冲的因素，肥胖亦是和生活方式息息相关的致病因素。

 研究发现，体重指数的升高与急性冠脉事件的风险增加密切相关，主要是因为肥胖会增加患高血压、糖尿病、高脂血症等疾病的风险。

| 那到底什么是肥胖？ | 有小肚腩算肥胖吗？肚皮上的"呼啦圈"算肥胖吗？又应该如何界定肥胖呢？ |

在国际上，肥胖通常是通过体重指数（BMI）来定义的。BMI=体重（kg）÷身高^2（m^2）。不同国家及地区对BMI的标准不尽相同。在我国，体重指数正常范围是18.5～23.9kg/m^2。

	WHO 标准	亚洲标准	中国标准
正常	18.5～24.9	18.5～22.9	18.5～23.9
超重	25.0～29.9	23～24.9	24～27.9
肥胖	30.0～34.9	≥25	28.0～31.9
重度肥胖	35.0～39.9	—	32.0～34.9
病态肥胖	≥40.0	—	≥35.0

正如开篇所述，肥胖是导致冠心病的重要危险因素之一。

● 关于年轻成人冠状动脉风险进展（CARDIA）的研究发现，肥胖持续的时间越长，冠状动脉钙化率越高，从而增加了冠心病的风险。流行病学数据指出，肥胖者心绞痛和猝死的发生率比非肥胖者高了4倍。

那么，肥胖为什么会增加患冠心病的风险呢？

肥胖者一般摄入的热量过多，导致血液中脂质含量增加，血液的黏稠度增加，血流动力学改变引起血压升高，心肌收缩力增强，使心脏负担加重，从而发生形态学改变，包括左室壁增厚、左室扩大以及心脏周围脂肪堆积等。这些改变严重影响心脏功能，从而增加患冠心病的风险。

同时，高热量饮食习惯使胆固醇、甘油三酯升高，导致肥胖者常伴有动脉粥样硬化和心肌脂肪堆积，心室肌可能发生代偿性肥厚，而肥厚的心肌弹性下降，心脏超负荷时可能出现心力衰竭。肥胖还促使冠状动脉粥样硬化的形成及加重，而且肥胖者的体力活动普遍较少，会妨碍冠状动脉粥样硬化侧支循环的形成，使肥胖者更容易发生心绞痛和心肌梗死。

肥胖者还易出现高血压、高脂血症、高血糖症，这些合并症又进一步影响心脏健康。具体来说，高血压患者的血管经常处于收缩状态，外周阻力增加；血脂异常者动脉壁上容易出现动脉粥样硬化斑块，变得不光滑；血糖浓度的增加可能导致血液黏稠度增加，高血液黏稠度会增加血液流动时的阻力，这些改变均会增加心脏的负担。

 那么，有的患者会说："那我不吃了，要通过节食来控制体重。"这样的方式科学吗？

很显然，这样的方法是不科学的。要想保持健康体重，平衡膳食才是最重要的。

多吃水果、蔬菜。水果、蔬菜中富含维生素、矿物质和膳食纤维，脂肪和热量相对较低，肥胖者在饮食中多摄入果蔬有利于减肥。但值得注意的是，并不是蔬菜、水果吃得越多就越健康。在控制总摄入量的同时，应保证适当的碳水化合物摄入量，成人每天的碳水化合物摄入量应占总热量的 50%～65%，优先选择全谷物、薯类等。

控制脂肪的摄入量。成人脂肪摄入量应占总热量的 20%～30%。饱和脂肪酸的比例应控制在总热量的 10% 以下，更有利于控制总胆固醇（TC）及低密度脂蛋白胆固醇（LDL-C）水平。

控制蛋白质摄入，选择优质蛋白。对于正常成人而言，蛋白质的推荐摄入量通常是每天每公斤体重 0.8g。对于特殊人群，应考虑个体健康状况并遵医嘱。

此外，还需限制钠盐摄入，控制在每日 5g 以下。

除了控制饮食，适量运动也是必不可少的。有氧运动、阻抗运动、高强度间歇运动均可有效减重，维持中等强度运动（150～300 分钟／周）即可达到适度减重的目的；超过 300 分钟／周，可达到明显减重并维持的效果。

不同于其他疾病，冠心病早期是可防可控的。只有"管住嘴，迈开腿"才能让疾病远离我们的生活。

（江淼）

烟与冠心病

流行病学调查研究的结果显示：

- 吸烟是冠心病、脑血管病和心力衰竭的主要独立危险因素，并且这些疾病的患病风险与吸烟量呈正相关。
- 每天多吸一支烟，心肌梗死的风险增加 5.6%。男性每天吸烟 20 支，心肌梗死的发病率是不吸烟者的 3 倍；而在女性中，这一比例为 6 倍。
- 女性吸烟者比男性吸烟者患冠心病的风险高 25%。

若已经确诊为冠心病，无论是否进行了介入或搭桥的血运重建治疗，继续吸烟的患者出现心肌梗死甚至死亡的风险都更高，而戒烟者的风险会明显降低。也就是医生常常"吓唬"患者的：如果手术之后继续吸烟，那这个支架就"白做了"……

截至 2022 年，世界卫生组织（WHO）统计的全球吸烟人数为 12.45 亿。根据中国国家卫健委 2023 年的数据推测，我国烟民数量超过 3 亿。经过 40 多年的研究和宣传，广大民众已经接受"吸烟有害健康"这一事实。吸烟与肺癌、口腔癌、冠心病等疾病的关系已深入人心，全球吸烟者数量已呈下降趋势，至 2025 年有望减少至 12 亿。但到目前为止，吸烟导致冠心病的机制仍未完全阐明，其中涉及多种因素和致病途径。

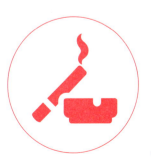

烟草（这里主要指卷烟）燃烧会产生数百种有害物质，其中 69 种被明确列为致癌物，而损害冠状动脉的物质主要包括尼古丁、一氧化碳、氧自由基、多环芳烃等。

如果说香烟是收割生命的幽灵，尼古丁就是其手中锋利的镰刀，它激发着吸烟者的快感，同时攫取着他们的健康。尼古丁是烟草的主要生物碱之一，在吸烟（包括其他使用烟草制品的方式）时，会通过肺部迅速进入血液循环。

尼古丁属于胆碱受体激动剂，具有拟交感活性，会导致心率增快，增加心脏负担。同时，尼古丁等物质还会损伤冠状动脉内皮功能，提高体内"坏胆固醇"（低密度脂蛋白胆固醇）水平，降低"好胆固醇"（高密度脂蛋白胆固醇）水平，并引起胰岛素抵抗，激活炎症反应和血小板聚集。各种机制最终导致冠状动脉粥样硬化及斑块形成，心肌供血减少，导致患者出现心肌缺血的症状。若不稳定的斑块破裂，还会引发急性心肌梗死。

在临床工作中，我们会遇到不少吸烟者没有高血压、糖尿病等其他传统危险因素，但冠心病却日益严重，甚至以急性心肌梗死为首发表现。特别是在一些年轻患者中，这种现象更为明显。早期几项基于年轻创伤者（40 岁以下）的尸检发现，在存在严重动脉粥样硬化病变的病例中，吸烟者比例显著高于非吸烟者，这表明烟草对冠状动脉的危害性非常强，可以凭"一己之力"导致冠心病。

除了最常见的冠状动脉粥样硬化所致心肌缺血外，烟草燃烧时产生的一氧化碳等物质还会使冠状动脉产生痉挛，管腔明显缩窄，即便冠状动脉内没有斑块，血流也会减少，患者可能出现心绞痛症状，甚至发生急性心肌梗死、恶性心律失常。这类痉挛在去除诱因或使用扩张血管药物后会得到缓解，而事后的冠状动脉检查（冠脉 CTA 或造影等）可能没有明显异常，进而造成漏诊或误诊。该机制造成的心肌缺血与吸烟量无关，一支烟就可以让人产生"心痛"的感觉。如果冠状动脉斑块与痉挛两者叠加，症状和后果可能更加严重。

以上内容读者可能已经有所了解，吸烟的朋友甚至可能觉得有些老生常谈，接下来我们就来讨论一些大家可能忽视的问题。

先来说说二手烟。虽然各项研究的结果有所差异，但总体结论基本一致：不吸烟者暴露于二手烟环境，会在一定程度上增加患心血管疾病的风险。多项研究估计，接触二手烟者患冠心病的风险增加 25%～30%，风险与暴露量有关。一些针对女性的二手烟暴露研究结果更加触目惊心，例如，偶尔接触二手烟的女性，患冠心病的风险增加 58%，而长期接触者其风险增加高达 91%。而在实施了严格禁烟措施的地区，确实能观察到法规实施前后急性冠脉综合征住院率的显著下降，无论是在吸烟还是非吸烟群体中结果都是如此。这说明，对于家庭和社会来说，吸烟永远不是一个人的事情，你以为是独自承受吸烟的后果，实际上是拉着家人、朋友甚至陌生人的健康一起买单。

传统香烟对心血管的危害这么大，那吸电子烟是不是就可以避免呢？虽然目前吸烟人数呈缓慢下降趋势，但作为"更健康的替代品"，具有一定流行属性的电子烟使用者却明显增加，特别是在年轻群体甚至青少年之中。客观地说，目前对于电子烟与冠心病关系的研究结论还存在争议，早期的几项调查结果显示电子烟并不会增加患心血管疾病的风险，但近 5 年越来越多的证据表明其对冠状动脉的损伤不容小觑。电子烟虽然减少了焦油等有害成分，但液体里仍含有尼古丁，吸电子烟者体内可替宁（尼古丁在人体内的主要代谢产物）的水平升高，前文提及的冠脉内膜损伤机制仍然存在。因为电子烟出现较晚，随着观察期的延长，未来可能会得出其对心血管疾病影响更切实的证据。有意思的一点是，有研究提到，初期仅使用电子烟的人，之后有很大可能转为使用传统香烟。顺带一提，其他看似"更健康"的香烟替代品，包括雪茄、鼻烟等，引发冠心病的风险确实更低，但相对于不吸烟者，其对健康的危害仍然不可忽视。

许多冠心病患者其实深知吸烟的危害，也有戒烟的想法，但苦于多次尝试仍难以戒除，甚至有"江湖传言"称吸烟者贸然戒烟可能导致更严重的疾病。这些说法都没有科学依据，但戒烟初期最大的障碍——戒断反应，确实会让戒烟者感到不适。这些症状主要来源于尼古丁戒断，在最开始的几天反应最严重，包括失眠、易怒、焦虑、食欲增加和体重增加，但在接下来的 3~4 周可能就会消退。因此，坚定戒烟的决心，闯过第一关尤为重要。网络上有各种戒烟的建议，包括避免接触烟、制订计划、转移注意力等，戒烟者都可以积极尝试。而笔者想特别提醒的是，戒烟是场长期斗争，需要意志力，如果仅仅是"一个人在战斗"，很可能失败，这时可以考虑向医生或者专门的戒烟专家寻求帮助。许多医院已经开设戒烟门诊，可以提供从行为治疗到药物替代疗法等多种方法，助力吸烟者摆脱"缕缕青烟"对身体和心灵造成的伤害。

　　"饭后一支烟，快活似神仙"，烟民们创造了许多聊以自慰的借口，以排遣自己内心深处对吸烟危害的焦虑。但"烟锁雾横，无处归程"，在心血管医师眼中，烟草和疾病一样，都是需要和患者一起面对、一起战胜的敌人。我们奋斗的短期目标之一，就是早日迎来我国冠心病、心肌梗死发病率下降的拐点，而减少吸烟者数量是一项有效且必须完成的工作。戒烟可以保护个人的健康，宣传戒烟可以守护全社会的健康。希望未来有一天，当孩子们学到"烟"字时，只会想起"大漠孤烟直""烟村四五家"的美景，而让"香烟"这个词永远留在过去……

（郑博）

"美酒活血对心脏好"是个伪命题

在多种文化中，人们普遍认为适量饮酒对心脏健康有益，特别是红酒，因其被认为含有抗氧化剂，如白藜芦醇。然而，近年来这一观点受到了质疑。本节通过分析酒精对心血管系统的影响，揭示了"美酒活血对心脏好"这一说法的科学依据，并探讨了其中可能存在的误区。

酒精对心血管系统的复杂影响

首先，我们探讨一下酒精对心血管系统的短期和长期影响。酒精确实能够扩张血管，短期内可能会使血压降低，给人一种血液循环改善的感觉。这种即时效应可能是"美酒活血"说法的起源。

然而，长期饮酒对心脏的影响则复杂得多。酒精可以导致多种心脏疾病，包括心肌病、急性心肌梗死和心律失常等。长期大量饮酒还可能增加患高血压的风险，而高血压是心脏病的一个重要危险因素。

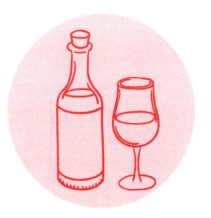

酒精作为 1 类致癌物，对心血管系统的影响是多方面的。有的学者认为少量饮酒有好处，但更多的证据证实饮酒有长期的危害。

科学证据与传统观点的冲突

　　一些研究表明，适量饮酒（尤其是红酒）可能对心血管健康有积极影响。在流行病学研究中，所谓的"法国悖论"——法国人尽管饮食中饱和脂肪含量高，但心脏病发病率相对较低——曾被部分归因于红酒消费。然而，这一现象可能更多地与法国人的生活方式、饮食习惯（如地中海饮食）以及社会文化因素有关，而非红酒本身。实际上，即使是在法国，心脏病仍然是主要的死亡原因之一。也有学者提出红酒中的白藜芦醇是对人体有益的成分，这种化合物在实验室研究中显示出对心血管的保护作用，如抗氧化和抗炎特性。但是，这些研究大多基于动物模型，且白藜芦醇在红酒中的含量非常低。即使在适量饮酒的人群中，白藜芦醇的摄入量也远远低于实验室研究中使用的剂量。此外，人体对白藜芦醇的吸收和代谢过程也存在很大的个体差异，这使得通过饮酒来获取足够的白藜芦醇以获取健康益处变得不切实际。

长期大量饮酒对健康的危害

　　长期大量饮酒对心血管系统的危害远大于其潜在的短期益处。过量饮酒会导致多种心血管疾病，包括高血压、酒精性心肌病、心力衰竭、心律失常（如房颤）以及动脉瘤等。大量研究结果证实了长期饮酒的危害。

　　《柳叶刀》研究：北京大学公共卫生学院李立明教授团队和牛津大学陈铮鸣教授团队的研究显示，通过对 50 余万人进行近 10 年的随访，发现适度饮酒对心血管的保护作用并不具有因果关系。研究发现，随着酒精摄入量的增加，血压和脑卒中风险不断增加。在男性中，不论是自报的酒精摄入量还是基因型预测的酒精摄入量，均与收缩压呈很强的正相关。

世界心脏联盟（WHF）指出，任何程度的饮酒都可能导致失去健康的生活。研究表明，即使是少量的酒精也会增加一个人患心血管疾病的风险，包括冠心病、脑卒中、心力衰竭、高血压心脏病、心肌病、房颤和动脉瘤。

心力衰竭风险　根据欧洲心脏病学会（ESC）2022年科学年会对心力衰竭的研究，目前一些国家认为安全的饮酒量其实与心力衰竭的发生有关。研究发现，每周饮酒超过70克与心力衰竭前期恶化或发展为症状性心力衰竭有关。

饮酒与心脏病的关系　伦敦大学学院和剑桥大学的研究团队发现，与那些遵循英国适度饮酒指南规律饮酒的人相比，适度但不规律饮酒者、曾经饮酒但已经戒酒者，比从不饮酒者罹患冠心病的风险更高。

酒精与癌症　国际癌症研究机构（IARC）将酒精归类为1类致癌物，意味着有足够的证据表明酒精对人类有致癌性。酒精与多种癌症的发生有关，包括口腔癌、咽癌、喉癌、食管癌、肝癌、结直肠癌和乳腺癌。这些癌症的风险随酒精摄入量的增加而增加。

此外，遗传流行病学研究显示，在东亚人群中，乙醛脱氢酶2基因（ALDH2）的突变较为普遍，携带该突变的人群在饮酒后乙醛代谢减慢，导致体内乙醛积累，增加患心血管疾病的风险。

这些研究结果表明，饮酒无论量多还是量少，都可能对心血管健康产生负面影响，增加心血管疾病的风险。因此，建议人们在饮酒时应保持谨慎，尤其是那些已经有心血管疾病危险因素的人群。

酒精还与肝脏疾病、胰腺炎、肥胖和精神健康问题等健康问题有关。对于已经存在心脏病危险因素的人群，如高血压、糖尿病或高胆固醇，饮酒可能会加重这些状况，而不是改善。

关于心脏健康的建议

对于想要维护心脏健康的人来说，应该如何做呢？首先，均衡饮食、定期锻炼、保持健康体重、戒烟和限制酒精摄入是公认的对心脏健康的生活方式。对于酒精，建议的摄入量远低于许多人认为的"适量饮酒"的量。例如，美国心脏协会建议男性每天不超过两杯，女性不超过一杯，这里的一杯指的是14克纯酒精，相当于108毫升13度的红酒，或28毫升（0.56两）50度的白酒。

总之，"美酒活血对心脏好"这一说法缺乏充分的科学证据支持，而饮酒带来的健康风险却是实实在在的。在追求心脏健康的道路上，我们应该更加关注那些已经被证实有效的生活方式，而不是依赖于可能存在误导性的健康传言。

（曹阳）

熬夜的危害与加班族熬夜攻略

社会上相当一部分人不是在熬夜加班就是在熬夜玩耍，通宵达旦成了常见现象。不管是主动还是被动，熬夜对身体的伤害是毋庸置疑的。

众所周知，熬夜会使我们的注意力下降、记忆力减退、神经衰弱、皮肤黏膜损害、内分泌紊乱、影响视力等。除了这些危害，已有研究表明，熬夜是脑卒中的独立危险因素。此外，熬夜还会增加患冠心病的风险。第一，睡眠不足和昼夜节律紊乱会影响自主神经系统，产生较强的氧化应激和炎症反应，从而增加心脑血管疾病的患病风险；第二，睡眠时间的长短会影响血脂水平，前面已经提到血脂在冠心病发生过程中扮演着重要角色；第三，睡眠不足还与肥胖、糖尿病和高血压息息相关。

足够的睡眠时间对维持身心健康具有重要意义。在熬夜过后，大部分人会感到无精打采、四肢无力，甚至心悸。如果避免不了熬夜，怎样才能让身体受到更小的伤害呢？这一份加班族熬夜攻略送给你们。

首先，熬夜之后的次日可以适当补充睡眠，建议中午睡半小时左右，但是注意睡眠时间不宜过长，中午以后的睡眠会影响晚上的睡眠质量。其次，要注意好好吃饭，每天的早饭是必需的。不吃早饭会影响一上午的精力，长期不吃早饭的人更容易出现胆囊炎、胆囊结石等疾病。一顿美味的早饭，往往是美好一天的开端。

熬夜之后的饮食要做到尽量低油、低糖、低盐、易消化。被忽视了一晚的胃肠道等消化器官并没有得到很好的休息，如果此时大鱼大肉地补充能量，很容易增加胃肠道负担，造成消化不良等后果。正确的做法是少吃、清淡饮食，再搭配一些水果。

经常熬夜的人需要注意补充维生素。维生素 A 能提高眼睛对昏暗光线的适应能力，预防视觉疲劳；维生素 C 是一种强效的抗氧化剂，有助于清除自由基。在熬夜后，身体会产生更多的自由基，维生素 C 可以帮助中和这些自由基，减轻身体的氧化压力，有助于恢复健康状态，并提高机体免疫力。可以多吃橙子、胡萝卜、韭菜、鳗鱼、番茄等富含维生素的食物，当然也要保证多种维生素的平衡摄入。

最后，按摩头部和洗热水澡会促进血液循环，可以很好地消除熬夜后的疲劳感，让我们的心情更加愉快。

在睡眠时间方面，每个人需要的睡眠时间不同，习惯入睡的时间也不同，笔者认为最重要的是保证规律的睡眠和高质量的睡眠，睡前减少咖啡和茶的摄入，可以让你入睡更快，进入深度睡眠的时间更长，让身体得到更好的休息。不管是 1.5 倍补觉时间还是 7 小时睡眠时间，都要找到适合自己的睡眠方式，保证睡眠质量，让良好的睡眠成为生活习惯。

虽然上面为大家介绍了一些熬夜攻略，但是，我们还是强烈建议按时睡觉，避免熬夜。毕竟，次日的补觉、饮食和休息都无法真正弥补熬夜带来的伤害。除了身体上的伤害，熬夜也会带来精神上的压力。对于熬夜玩耍的人来说，明知熬夜的危害却仍继续为之，而次日的无精打采，对学习、工作都会产生影响，这种透支性的快乐和负罪感，难道不是一种精神内耗吗？

 曾有研究调查了大学生对熬夜的态度和认识，结果显示，大学生对熬夜危害的认知仍有不足，对熬夜的倾向程度较高，更有甚者认为熬夜是大学生活的正常现象。正确认识并普及熬夜的危害，从青年时期开始养成良好的生活方式，少熬夜，睡"好"觉，关注身心健康，势在必行！

（刘佳丽）

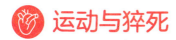 运动与猝死

我们常能在新闻中看到运动猝死的事件，"17岁高三学生跑操时猝死""23岁学生打球猝死"，甚至不乏有运动员发生猝死的事件。

到底什么是运动性猝死呢？

世界卫生组织将运动性猝死定义为在运动过程中或运动结束后即刻出现症状，短时间内发生的非创伤性死亡，属于猝死的一种特殊情况。

到底是什么原因导致平时看起来健康的人在运动中猝死呢？

绝大多数人会将猝死归咎于运动本身，其实并不是这样。发生运动性猝死的人，其实是在运动过程中发生了严重的心脑血管急症，因此罪魁祸首是这些急症。

常见的运动性猝死的原因

近七成的运动性猝死患者属于心源性猝死，心源性猝死的原因主要包括先天性心脏病、心肌炎和心力衰竭等。针对心血管系统而言，当人体在剧烈运动时，心肌需要更多的血液供给，机体就会做出相应的变化——心率加快、冠状动脉明显扩张。当血管明显扩张后，能使血流量增加至休息时的6~7倍，从而为心肌提供充足的血液供应。正常的冠状动脉系统有着强劲的储备能力，就像农田需要快速获得水供给一样，在储水池水量恒定的前提下，唯一的方法就是扩张输送管道。当冠脉系统（即供水系统）发生异常，在心血管功能原本就

有障碍的情况下，容易供氧不足，造成心肌坏死，最终导致患者心源性猝死。

脑源性猝死也是运动性猝死的一种类型。脑源性猝死的原因主要包括脑血管畸形、脑动脉瘤、脑动脉硬化等。剧烈运动可使交感神经兴奋性增强，血压升高，造成原本硬化的脑动脉、脑血管瘤、脑血管畸形破裂出血，导致运动者因脑出血、脑水肿而死亡。

如何预防运动性猝死的发生呢？

首先要做到定期体检，不论是长期运动的人还是偶尔运动的人都要定期进行自我评估。如果明确自身存在心脑血管基础性疾病，务必在运动前进行筛查和评估，在专业人士的指导下进行运动。若没有基础性疾病的健康人群，在日常生活中出现过心慌、心律失常，甚至发生过晕厥的话，应及时到医院进行进一步检查和治疗。

其次，要保持健康的生活方式和良好的心态。良好的生活习惯对身体健康至关重要。《黄帝内经》中提到："其知道者，法于阴阳，和于术数，食饮有节，起居有常，不妄作劳，故能形与神俱，而尽终其天年，度百岁乃去。"早在几千年前，古人就对健康的生活方式进行了归纳和总结。

如果近期存在过度疲劳、情绪激动等情况，有发作性胸痛、胸闷、心慌或咽部紧缩感等不适，建议及时就医，待身体状态恢复后再运动，以免诱发意外。

当然，在运动时也应该做好监测，健康人群可佩戴运动手环等监测工具，及时掌握运动中的心率、血压等情况。若运动时感到胸闷、心慌、眩晕等症状，应及时终止运动。那么，如何计算运动中的心率呢？2017年国家体育总局发布的《全民健身指南》中提出，最大心率（次 / 分）= 220- 年龄（岁），而运动心率的警戒线则是最大心率的 85%。一项发表在《欧洲预防心脏病学杂志》上的研究表明，当运动心率超过最大心率的 85% 时，35% 的受试者心电图已经出现心肌缺血表现，然而自身并未感到身体不适。也就是说，对于一般人群来讲，当心率超过最大心率的 85% 时，可能已经有心肌缺血的表现了。

而对于有基础疾病的人群，则建议完善心脏运动负荷试验，明确适合自己的运动强度。《冠心病患者运动治疗中国专家共识》建议，这类人群的运动形式应以有氧运动为主，包括步行、慢跑、游泳和骑自行车等；每天最佳运动时长为 30～60 分钟。对于刚发生过心血管事件的患者，应从每天 10 分钟开始，逐渐增加运动时间，最终达到 30～60 分钟。此外，在运动中适当、少量、多次补充水分也是必要的，进行强度较大的运动时需补充电解质。

猝死的凶险性人尽皆知。我们无法控制患者发病的时间，也无法预防所有的并发症，只有在最危急的时刻采取最积极的治疗方式，才能将风险降到最低。心搏骤停的最佳抢救时间是在 4 分钟以内，超过 4 分钟，患者的抢救机会将大大降低。因此，发现有人晕倒时，要及时辨别是否发生了心搏骤停，一旦确定发生了心搏骤停，要立即进行心肺复苏（胸外按压），同时拨打 120 急救电话。

（江淼）

年轻人也不能忽视的体检

最近，在我身边发生了一件令人意想不到的事。一名平时热爱运动、非常"健壮"的男医生，在某天早晨上班途中突然出现剧烈胸痛、大汗淋漓的症状，到达医院时血压已经下降，经紧急检查确诊为急性心肌梗死，经过经皮冠状动脉介入治疗（PCI）方才转危为安。我们总以为自己还年轻，还健康，但实际上我们真的那么"健康"吗？那些表面上看似健康的年轻人，也许早已"千疮百孔""百病缠身"。如何及早地发现疾病并防治疾病，是这个快节奏生活时代最需要解决的问题，而定期体检是解决这一问题的重要突破口。

上班族体检套餐建议

 在上班族中一度流行着这样的网络段子："水分摄入靠水果，蔬菜摄入靠麻辣烫，奶制品摄入靠奶茶，看病靠搜索引擎。"这似乎是当代上班族的真实写照，他们过着不健康的生活，承受着事业和家庭生活的多重压力，但身体不适时又讳疾忌医。上班族们害怕面对体检单上那些高高低低的箭头，但要想真正保持身体健康，做到疾病的早诊早治，终须从体检开始。

那么问题来了，各个医疗机构的体检项目众多，上班族应该如何选择适合的体检套餐呢？中华医学会健康管理学分会组织论证的《健康体检基本项目专家共识（2022）》建议采用"1+X"的体检项目设计体系框架，其中"1"为基本体检项目，"X"为专项体检项目。

基本体检项目（=1）是指不同年龄段、不同性别的成年人都应该进行的体检项目，是建立个人健康管理档案的必需项目。其中包括一般检查（身高、体重、腰围、血压、脉搏）、实验室常规检查（血常规、尿常规、便常规）、生化检查（肝功、肾功、血脂、血糖、血尿酸、甲状腺功能）、肝炎病毒检测、心电图、胸部正侧位片或肺部CT、肝胆胰脾和肾脏超声、甲状腺超声。女性还需进行乳腺超声、妇科超声检查（无性生活者行经腹超声、有性生活者行经阴道超声），以及宫颈癌筛查。40岁及以上无论男性还是女性均建议进行胃肠镜检查，并根据检查结果确定之后的检查频率。

专项体检项目（=X）是主要针对不同慢性病风险个体进行筛查的项目。鉴于目前心脑血管疾病呈现高发和年轻化的趋势，建议心脑血管疾病高危人群（如男性、吸烟、过量饮酒、超重或肥胖、血脂异常、高血压史或家族史、糖代谢异常或糖尿病史或家族史、冠心病家族史、脑卒中家族史等）酌情进行同型半胱氨酸测定、颈动脉超声、经颅多普勒、动态心电图、超声心动图、冠状动脉CT血管造影（冠状动脉CTA）等检查。

对于有肿瘤性疾病家族史的上班族，建议针对各自不同的肿瘤家族史进行相应的肿瘤标志物及影像学检查。例如，长期吸烟、有环境和高危职业暴露史、有肺癌家族史者，除进行肺部CT检查外，还可行血清标志物检查：癌胚抗原（CEA）、神经元特异性烯醇化酶（NSE）、鳞状细胞癌抗原（SCC）、细胞角蛋白19片段（CYFRA21-1）、胃泌素释放肽前体（proGRP）。有病毒性肝炎或肝癌家族史者，应行血清甲胎蛋白（AFP）、甲胎蛋白异质体（AFP-L3）和异常凝血酶原（DCP）检测，并根据医生建议补充肝脏增强CT或磁共振成像（MRI）检查。有乳腺癌家族史的女性，建议行血清CEA、糖类抗原125（CA125）、糖类抗原15-3（CA15-3）检测，并在医生指导下根据乳腺超声结果补充乳腺钼靶或MRI检查。有卵巢癌家族史的女性，除常规妇科超声外，建议行血清CA125、人附睾蛋白4（HE4）检测，并根据医生建议补充盆腔CT或MRI检查。45岁以上、有前列腺癌家族史的男性，建议行血清前列腺特异性抗原（PSA）和前列腺超声检查。

老年人体检套餐建议

随着年龄的增长，人体器官的机能会逐渐退化，从而导致许多与年龄相关的疾病的发病率及死亡率上升。因此，老年人定期体检的重要性不言而喻。

> 老年人的体检项目同样应遵循"1+X"的原则。
>
> ● 基本体检项目除包括上班族的基本体检项目以外，还应包括老年人群中高发疾病的基本项目，包括骨密度检测、颈动脉超声、超声心动图、眼科检查、听力检测、胃肠镜检查；胸部影像学检查全部采用肺 CT 而非胸部 X 线片检查；老年男性应常规进行前列腺超声检查。

肿瘤性疾病在老年人群中的发病率较高，相关筛查建议与上班族的筛查建议类似，但应针对某些特定肿瘤的发病特点进行针对性筛查。建议老年人常规进行血清肿瘤标志物筛查，其中至少包括血清 CEA、AFP、CA19-9，老年男性应进行血清 PSA 检查。其余肿瘤标志物可根据体检者既往史及家族史来确定相应检查项目的增减。

在宫颈癌筛查方面，对 65 岁以上的女性，如既往有充分的阴性筛查记录（即 10 年内有连续 3 次细胞学筛查，或者连续 2 次的 HPV 筛查或联合筛查，且最近一次筛查在 5 年内，筛查结果均正常），并且无 CIN、HPV 持续感染，以及无 HPV 相关疾病治疗史等高危因素，可终止筛查。对 65 岁以上女性，如从未接受过筛查，或者在 65 岁前 10 年内无充分阴性筛查记录，或有临床指征者，仍应进行宫颈癌筛查。

通过定期体检，人们能够全面了解自己的健康状况，早期发现和干预健康问题，走出亚健康状态，提高生活质量。让我们每个人都做好自己生命健康的第一责任人。

（刘畅）

第二章

初识冠心病

冠心病的历史

　　冠状动脉粥样硬化性心脏病，简称冠心病，指的是供应心脏血液的冠状动脉发生了粥样硬化性病变，进而导致心肌缺血、缺氧的一种心脏病类型。这个听起来有些遥远的医学术语，实际上离我们的生活越来越近。

冠心病到底是如何被医学家发现的呢?	回望历史长河，最早可能要追溯到古希腊时期。当时，希波克拉底描述了胸部紧缩感的症状，这可能是早期对心绞痛症状的记录。然而，由于当时对人体解剖和生理机制的了解有限，这些描述往往是模糊的，没有明确指出心脏和冠状动脉的关系。

　　首位提及近似心绞痛症状的是英国政治家爱德华·海德（Edward Hyde），他在个人传记中描述了他父亲严重胸痛的症状，但是他当时并未提及"心绞痛"这个医学名词。直到 1768 年，英国著名内科医师威廉·赫伯登（William Heberden）对心绞痛做出了最经典的描述，他观察并分析了 20 名有胸痛症状的患者，称之为"突如其来的胸部压迫感"。赫伯登提出了"绞痛"这个医学名词（来自拉丁语，意思是掐住、压制），并开创了人们对冠心病认识的先河。

　　19 世纪，解剖学的发展使得医师能够更直接地观察心血管系统和冠状动脉的解剖结构。这一时期，法国病理学家让－尼古拉·科尔维萨（Jean-Nicolas Corvisart）推动了对心脏病的认识，尤其是冠状动脉与心脏之间的关系。

　　20 世纪，医学家们对冠心病的认知不断深入。1912 年，詹姆斯·赫里克（James Herrick）描述了心肌梗死的临床表现和病理学改变，提出了冠状动脉内血栓形成可能是急性心肌梗死主要原因的假说。1918 年，赫里克和拉塞尔·伯顿 – 奥皮茨（Russell Burton-Opitz）运用威廉·艾因托芬（Willem Einthoven）发明的三导联心电图，实验性地诊断了心肌梗死，赫里克因此被誉为第一个捕捉到心肌梗死演变过程的医学家。1920 年，哈罗德·帕迪（Harold Pardee）临床诊断了急性心肌梗死，开启了心肌梗死诊断的新篇章。

20 世纪中后期，冠状动脉造影为冠心病的诊断和治疗提供了革命性的工具。这种技术能够直观地显示冠状动脉内的狭窄或阻塞，为后续治疗提供了重要信息。目前，冠状动脉造影依然被称为诊断冠心病的"金标准"。

从专业角度来说，冠心病的分型非常复杂，但按临床表现可简单分为稳定型心绞痛和急性心肌梗死两大类型。如要理解这个概念，需要从冠状动脉粥样硬化斑块讲起。

冠状动脉内形成的粥样硬化斑块是导致冠心病的基础病因。在高血压、糖尿病、血脂异常、吸烟、增龄等危险因素的作用下，冠状动脉内可能会形成粥样硬化斑块。如果斑块体积较小，冠状动脉管腔只发生轻微狭窄，心肌供血不会受到明显影响，患者亦不会出现明显的临床症状。

然而，随着病情的进展，斑块体积逐渐变大，当冠状动脉管腔狭窄达到 50%～70% 时，就可能发生心肌缺血。比如说，当人在剧烈运动、过度劳累或情绪激动时，心脏需要更多的血液供应，然而，冠状动脉却因粥样硬化性斑块的存在而无法提供足够的血液，继而发生心肌缺血的临床症状，该过程称为心绞痛；如果冠状动脉内的粥样硬化性斑块突然破裂，会形成急性血栓，导致冠状动脉完全阻塞，局部心肌细胞由于供血中断而发生缺血、坏死，该过程称为急性心肌梗死。

包括冠心病在内，心血管疾病严重危害人们的身体健康，目前已成为致死率最高的慢性病之一。《中国心血管健康与疾病报告 2023》显示，中国心脑血管疾病发病率处于持续上升阶段，现患人数约 3.3 亿，其中冠心病患者约 1139 万，且负担下降拐点尚未出现。此外，在很多人的印象中，冠心病似乎是一个"老年病"，只会在中老年人群中出现，但事实并非如此。随着生活方式的改变和各种危险因素的影响，冠心病正悄悄"年轻化"，即使是年轻人也可能成为其受害者。

因此，采取必要的措施遏制冠心病的发生和发展已经迫在眉睫。随着科学技术的不断进步，我们对冠心病的认识将继续深化，这不仅能够改善患者的治疗效果，还能进一步推动预防策略的发展，减轻冠心病对全球健康的负面影响。

（惠慧）

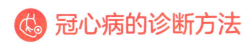

冠心病的诊断方法

心电图和动态心电图

当我们出现"胸闷不适、胸痛、心慌"等症状时，可能考虑心脏是否出了问题。关于心脏方面的检查有很多，如心脏超声看的是心脏结构，冠脉 CT 或冠脉造影看的是心脏表面的血管。心脏还有一套电传导系统，通过什么检查可以反映心脏电活动呢？那就是做心电图。

心脏的电信号起源于心脏的特殊细胞——起搏细胞，这些细胞负责产生和传导心脏的电冲动，控制心脏的搏动。心脏的电信号在传导过程中，会引发心肌细胞收缩和舒张。这些电信号经过特定的导线传输到心电图机，然后被记录在纸上或计算机系统中。

常规的心电图分为 12 导联和 18 导联

12 导联是指通过连接四肢电极组成六个肢体导联（Ⅰ、Ⅱ、Ⅲ、aVR、aVL、aVF）和连接胸前导联的六个电极（$V_1 \sim V_6$）。若增加 V_7、V_8、V_9、V_3R、V_4R、V_5R 六个导联，则为 18 导联心电图。

常规的心电图用于初步筛查心脏疾病，记录的是静态、实时的心脏电活动。

简单了解心电图波形

❶ P 波：P 波表示心房除极（电信号让心脏细胞从休息状态变成工作状态）的电位变化。它通常由心房肌肉兴奋产生，显示为一个小的正向波形。正常情况下，P 波应是均匀且形态一致的。

❷ QRS 波群：QRS 波群代表心室肌肉的兴奋和收缩。它通常是一个由 Q 波、R 波和 S 波组成的波群。QRS 波群的形态和持续时间能够反映心室除极过程。

❸ T 波：T 波代表心室肌肉的舒张阶段，是心室的复极化过程（心脏细胞从工作状态到休息状态）。它通常是一个正向的波形。

❹ ST 段：ST 段是连接 QRS 波群和 T 波之间的水平段。ST 段的变化（如抬高或压低）可能提示心肌缺血或心肌梗死。

拿到一份心电图时，我们应该关注什么？

❶ 首先应该关注是否为窦性心律。正常人心率为 60～100 次 / 分，小于 60 次 / 分，为窦性心动过缓；心率大于 100 次 / 分，为窦性心动过速。然后看心律齐还是不齐。

❷ 对心律失常类疾病，如期前收缩（早搏）、心房颤动（房颤）、心房扑动（房扑）、室性心动过速（室速）等，以及心脏扩大、肥大有比较好的诊断价值。帮助诊断心肌缺血、心肌梗死，判断心肌梗死的部位。比如 Ⅱ、Ⅲ、aVF 导联 ST 段抬高提示可能为急性下壁心肌梗死，责任血管常为右冠状动脉或左回旋支；V_1-V_5 导联 ST 段抬高提示可能为广泛前壁心肌梗死，责任血管常为前降支，V_3R-V_5R 导联 ST 段抬高提示可能为急性右室心肌梗死，责任血管常为右冠状动脉。这些特殊的电位变化对冠脉介入治疗有极其重要的参考意义。

❸ 判断人工心脏起搏器的功能；判断药物或电解质情况对心脏的影响。

当觉得心脏不舒服，心电图却正常的时候，千万不要放松警惕，可能有以下几个原因：

疾病"狡猾"没抓住

心电图反映的是检查当时心脏的"电路"，有些心律失常是阵发性的，不发病的时候，心电图就看不出异常。所以，医生会建议患者做动态心电图检查，连续监测 24 小时，争取把异常的心电图"逮住"。

不是心脏本身的问题

　　"心脏不舒服"是个很主观的感觉，产生这种感觉不一定是心脏的问题，也有可能是一时情绪紧张，或是其他疾病，尤其是胃病，感觉上很容易混淆。

病变太轻

　　当心脏病变十分轻微时，心电图可能识别不出来，可能需要其他检查。

病变太严重

　　有时候心脏疾病太严重，导致心电图显示为"假性正常"，需要根据患者病情，进行超声、冠脉造影等其他心脏检查来综合判断。

动态心电图

动态心电图又称 Holter，就是我们俗称的"背盒子"。这项检查需要持续 24 小时或 72 小时，用于记录患者心电活动的变化。动态心电图报告可显示监测期内总心搏数、最快心率、最慢心率、平均心率和每小时心率，并能自动分析各种心律失常及心肌缺血等情况，为病情的诊断提供重要资料，尤其有助于提高对间歇性心律失常的诊断准确性。

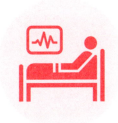

什么人需要做动态心电图呢？

❶ **捕捉偶发、短暂的心电图异常**：在日常生活中不时出现心慌、胸闷、头晕及晕厥等症状，但常规心电图未能明确诊断的人群。

❷ **心律失常的定性定量分析**：对于在常规检查中已发现，但性质或潜在风险不完全明确的心律失常，动态心电图可帮助分析心律失常的类型、发作频率及风险程度等，从而更好地指导治疗。

❸ **缺血性心脏病的诊断**：动态心电图可以在 24 或 72 小时内记录患者日常活动中的心电变化，不仅提高了心肌缺血的检出率，还能显示缺血发生的时间段、持续时间、出现频率、缺血程度，并与患者的活动和症状相联系，为缺血性心脏病的诊断和治疗提供更全面、可靠的客观依据。

❹ **疗效评定及心脏病患者预后评估**：心脏手术后的患者可通过动态心电图检查评估心律失常的发生情况。对于服用抗心律失常药物、治疗心肌缺血的药物和安装心脏起搏器的患者，通过动态心电图可以观察治疗效果。

佩戴时有哪些注意事项呢？

❶ 佩戴期间，应保持皮肤干燥，尽可能避免出汗，穿着宽松衣物，不可洗澡，避免电极片进水造成脱落或移位。同时防止雨、水等液体进入机器，以免影响结果。

❷ 佩戴后，即戴即走，保持与往常一样的日常活动，包括三餐、工作、运动、睡觉、情绪等。若刻意休息，反而会掩盖病情，对检查结果造成误判。

❸ 通常在佩戴好机器后，医师会给患者一张记录单。在佩戴过程中如出现不适症状，需及时、详尽地记录下来，以便后续对照分析。

❹ 佩戴过程中，避免 X 线、CT、磁共振、超声、脑电图等影响动态心电图监测结果的各项检查，并远离强电源和磁场。

（李雪）

心脏超声与冠心病

"医生，我心脏这块儿突然疼得厉害，带得后背也疼。"

"疼多久了？一直疼，还是偶尔疼？"

"一直疼，吃了药也不缓解那种。"

"先去急诊查个血，做个心电图，再做个超声，拿结果回来给我看。"

此种对话场景，您是否似曾相识？到底什么是超声？缴费收据上的超声心动图又是什么呢？这和我们熟知的彩超、B超又有什么关系呢？下面这节内容将带大家了解一下超声在心脏疾病诊治中发挥的神奇作用。

什么是"超声波"？
人耳可以听到的"声音"频率大约在 20～20000Hz，低于或高于这个频率范围的声波，人耳就无法捕捉到了。

当声波频率超过 20000Hz 时，就是"超声波"。说起超声波，我们就不得不提到蝙蝠。蝙蝠视力极差，却能在夜间飞行自如。科学家们经过研究发现，蝙蝠在飞行的过程中会从嘴里发出一种声音，这种声音就是超声波。超声波像波浪一样向前推进，遇到障碍物就反射回来，传到蝙蝠的耳朵里，蝙蝠根据回声反馈改变飞行方向。正是基于这一发现，科学家们发明了飞机雷达、鱼雷探测器等设备。

医生们正是应用了这种技术，利用小小的探头将超声波发射到人体内部。因为不同的器官和组织具有特定的声阻抗和衰减特性，简单讲就是：不同组织或器官对声波的反射和衰减因其形状、大小、密度而异，超声波在穿过这些器官和组织时，会产生不同的反射与衰减。电脑将接收到的回声根据其强弱，用不同亮度的光点显示在屏幕上，从而形成人体器官的断面超声图像，这就是声像图。这种技术使超声医师能够清晰地观察到人体内的器官和组织，从而进行疾病诊断。

什么是"超声心动图"？

常规心电图、动态心电图、超声心动图，这些名称看上去很像的检查项目是不是一样？选择其中一项检查是不是就行了？您是不是也有过类似的疑问？

心脏就像一个四居室的房子，心室壁的心肌相当于房子的"墙壁"，瓣膜相当于"门"，冠状动脉相当于房子外面的"水管"，而心脏的电传导系统相当于房子的"电路"。无论哪个部分出了问题，都可能引发心脏疾病，而不同部分的检查手段并不一样。

常规心电图可以检查心脏供血和"电路"情况；动态心电图可以连续监测心脏供血和"电路"情况；超声心动图，俗称"心脏彩超"，主要看心脏的"墙壁"和"门"，可以实时、直观地观察心脏和大血管的结构形态和搏动情况。在二维超声心动图上，我们可以清楚地看到各个心腔的结构，判断心腔的"墙壁"是否完整、"房门"有没有关严、有没有哪个"房间"异常增大等。M型超声心动图是在二维超声心动图的基础上，用于观察心脏某一部位随时间改变的活动情况。多普勒超声分为彩色多普勒和频谱多普勒：彩色多普勒可以看到心腔内血液的流动情况，朝向探头运动的血流为红色，背离探头运动的血流为蓝色，血流流速越高，颜色越亮，流速越低，颜色越暗；频谱多普勒可以测量血流速度并分析波形，也可以判断血流方向。

超声心动图是如何诊断冠心病的呢？

冠状动脉就是给心脏供血的血管，它有两个大的主干，分别为左冠状动脉和右冠状动脉，它们像大树一样发出分支，构成一个完整的血管网络，覆盖心肌的每一处角落。心肌细胞就能从中汲取养分，从而正常地收缩和舒张。许许多多的心肌细胞齐心协力，使心脏规律地搏动，如同一个抽水泵一样，将血液运输到全身各处。

然而，当冠状动脉的某一支出现问题的时候，血流无法正常地流到下游，就会导致它供应的那片心肌细胞得不到充足的灌溉，如果心肌缺乏养分的供应，运动起来就会缺乏力量，造成收缩力减弱、室壁运动异常，最终导致室壁运动不能同步，这是识别冠心病的重要线索之一。

要判断是哪一支血管出了问题，就要了解每支冠脉供血的大致范围。心脏和冠状动脉就像一棵大树，心肌细胞就像树叶，需要养分，冠状动脉则是供血的树干和树枝。当某一个枝干阻塞的时候，它所供血的树叶就会枯萎，心肌缺血坏死就是同样的道理。为了统一判断标准，专家们把心脏划分成了 17 个小块并命名，将每个部分与供应其血运的冠状动脉一一对应。这样一来，只需识别是哪几个小块出了问题，就能大致推断出是哪个"枝干"出了问题。但是，由于冠状动脉分支繁多且复杂，我们只能大致推断出相应的病变血管，而无法精确定位。

在识别出心肌运动异常后，为了判断室壁运动异常的程度，专家们制定了相应的评分标准。	0 分：运动增强，心内膜运动幅度高于正常范围。 1 分：运动正常，心内膜运动幅度＞5mm，收缩期增厚率＞25%。 2 分：运动减弱，心内膜运动幅度 2~5mm，收缩期增厚率＜25%。 3 分：运动消失，心内膜运动幅度＜2mm，收缩期增厚率消失。 4 分：矛盾运动，收缩期室壁向外膨出运动。 5 分：室壁瘤，室壁变薄，向外膨出，矛盾运动（即收缩期该节段运动方向与正常心肌节段运动方向相反）。

补充检查方法

如果患者在静息状态下没有心肌缺血，可能观察不到静息时的节段性室壁运动异常。此时可以通过其他方法来检测，比如负荷试验（通过运动或者药物增加心脏负荷，以检测心肌是否缺血）或心肌造影检查（通过注射造影剂以便清晰观察并发现坏死的心肌细胞）等。

心梗后的隐形杀手——并发症的超声诊断

超声心动图对心梗并发症的诊断具有独特优势，对临床制订治疗措施、判断预后具有重要意义。常见的心梗并发症有以下 5 类。

❶ **室间隔穿孔**：如前文所说，心脏如同一个四居室的房间，室壁相当于墙壁，室间隔穿孔就好比左右心室之间的墙壁上破了个洞，导致左心室中富含氧的血液通过这个洞流向右心室，这个过程称为"左向右分流"。这种异常的血液流动会增加右心室和肺部的负荷，久而久之会导致心力衰竭。在二维超声心动图上可以看到室间隔变薄，回声连续性中断；彩色多普勒超声可见血液从左心室射到右心室的动态图像；频谱多普勒超声在右室侧可以探测到收缩期的高速湍流信号，可间接判断室间隔是否出现穿孔。

❷ **乳头肌断裂或功能失调**：通俗地讲，瓣膜相当于每个房间的房门，而乳头肌就如同房门上的合页，若合页损坏导致房门关不严，就会造成心室里的血液反流回心房内，这个过程称为"瓣膜反流"。同时，房门可能部分脱离合页，导致其来回摆动幅度增大。在二维超声心动图上，可见乳头肌增粗，收缩减弱，特别是当二尖瓣脱垂时，可以见到与二尖瓣尖端相连的腱索过长或过松；若伴有乳头肌损伤，还能观察到断裂的乳头肌残端，此时二尖瓣前叶或后叶会出现"挥鞭样运动"。彩色多普勒超声可以见到收缩期二尖瓣口处的血流模式呈多彩且复杂。

❸ **室壁瘤**：当心肌血供中断后，局部室壁心肌会发生坏死和变薄。在较大的心室压力作用下，心室壁可能向外膨出。二维超声心动图可以清楚地显示室壁局部向外膨出，膨出部位的室壁运动可能完全消失或表现为矛盾运动；彩色多普勒超声显示瘤体内血流缓慢且方向不定。

❹ **血栓形成**：心肌局部坏死后可能导致室壁运动失调，血流易于在坏死

区形成涡流，久而久之可能形成心室附壁血栓。因此，在超声心动图检查中发现室壁瘤后，要格外留心其瘤腔内有无血栓回声。

❺ 心脏破裂：如果把室间隔穿孔看作房子内的墙壁损坏，那么心脏破裂就相当于房子的外墙破裂。此时，"房子"里的血液会从心室流向房子外的"围墙"里，也就是我们所说的心包腔。此时情况非常危险，常常危及生命。二维超声心动图可以看到心包腔内的无回声区（血液）或凝血块的声区。利用彩色多普勒超声可以显示血流外溢的破口位置，从而做出诊断。

通过上面的介绍，相信您已经对超声以及超声在诊断冠心病中的应用有了全新的认识，不会再因某项检查是否有必要而感到迷茫和纠结了。

（岳庆雄）

冠心病微创检查的首选工具：冠脉 CTA

试问 什么检查工具能基本无创且快速、准确地诊断冠心病呢？答案非"冠状动脉 CT 血管成像"莫属。

冠状动脉 CT 血管成像（以下简称冠脉 CTA）应用于临床已 20 余年，在冠心病诊断、冠状动脉支架或搭桥术后复查等方面发挥了较大作用。与传统的有创冠状动脉造影相比，冠脉 CTA 的优势在于不仅可以诊断冠状动脉斑块和狭窄程度，而且具有微创、便捷、不需要住院和物美价廉等优点。据统计，2017 年我国约 46% 的二级医院和 92% 的三级医院开展了冠脉 CTA 检查，每家医院冠脉 CTA 年平均工作量为 1219 例，由此估测全国 2017 年冠脉 CT 检查总例数在 460 万例左右，与有创冠状动脉造影（ICA）相接近。

什么是冠脉 CTA？

冠脉 CTA 是一种高级影像学检查，通过外周静脉注射造影剂，待造影剂随血液循环到达冠状动脉时启动 CT 扫描，然后通过一系列图像后处理技术重建冠状动脉的显影，借此观察冠状动脉是否存在狭窄以及粥样硬化斑块，还可以提供关于心脏结构等相关信息，以指导下一步治疗。

冠脉 CTA 与冠状动脉造影孰优孰劣？

冠状动脉造影的优点

❶ 具有较高的空间和时间分辨率，显像清晰，是诊断冠状动脉狭窄的"金标准"。

❷ 其可同时完成支架植入术和球囊扩张术等操作，是一种集诊断和治疗于一体的方法。

冠状动脉造影的缺点

❶ 需要住院、有创、昂贵，存在并发症风险，难以用于临床常规筛查。

❷ 较难直接评估斑块的具体成分，无法有效评估斑块的稳定性和管壁情况，容易漏诊不明显但具有潜在危险的粥样硬化斑块。

❸ 适用人群受限，主要用于高度怀疑心肌缺血或梗死或需要冠心病介入治疗的患者，检查前还需要了解患者的肝肾功能、凝血功能、介入常规等相关指标。

冠脉 CTA 的优点

❶ 无需住院、微创、价低、操作简单、安全，可以用于临床常规筛查。

❷ 不仅可以评估管腔狭窄，还可以显示和测量粥样硬化斑块，早期发现病变并提供全心病变范围等信息。

❸ 适用人群广泛，例如存在危险因素患者的筛查、急诊胸痛患者的鉴别、诊断及术后复查等。

冠脉 CTA 的缺点

❶ 检查时产生 X 射线，存在辐射，对于孕妇和儿童等辐射敏感人群，需谨慎使用。目前随着机器设备的更新换代，辐射剂量明显降低，最低可降至 1mSv。

❷ 严重钙化病变、心律失常或支架直径＜ 3mm 的患者，可能存在伪影，影响狭窄准确度的判断。

冠脉 CTA 的临床应用场景

❶ **无症状人群的心血管疾病风险评估**：冠状动脉钙化积分（CaS）可用于评价冠状动脉钙化程度，辅助临床医师制订治疗方案以及评估预后。

❷ **冠心病诊断和随访复查**：冠脉 CTA 可以实现对冠状动脉狭窄和斑块的评价，并可用于监测病变的变化。管腔狭窄程度分为 0 级（无斑块、无狭窄）、1 级（狭窄程度为 1%～24% 或可见不伴血管狭窄的斑块）、2 级（狭窄程度 25%～49%）、3 级（狭窄程度 50%～69%）、4A 级（1 支或两支血管狭窄达 70%～99%）、4B 级（左主干狭窄程度＞50% 或 3 支血管的狭窄程度≥70%）和 5 级（至少 1 支血管完全闭塞）。斑块性质分为纤维、脂质、钙化和混合斑块，前两者称为非钙化斑块，还可以评估斑块的高危特征，如正性重构、低衰减斑块、点状钙化和餐巾环征，并且量化斑块的体积及范围。一般来讲，脂质斑块和具有较多高危特征的斑块风险较大，应引起临床医师和患者的注意。再者，还可以根据这些征象观察病变是否进展，评估药物（如他汀类药物）疗效，随时调整治疗策略。值得注意的是，有急性胸痛症状的患者，如果根据临床表现、心电图、心肌标志物等检查结果确诊为急性冠脉综合征（ACS），则不需要进行冠脉 CTA 检查。

❸ **心肌缺血的评估**：冠状动脉的管腔狭窄程度并不总是与心肌缺血的严重程度成正比，因此为了更全面地评估心肌缺血的风险及病变程度，可应用新兴的影像技术，如 CT 心肌灌注显像（MPI）和 CT 评估的冠脉血流储备（FFR-CT）等，联合冠脉 CTA 综合评估冠状动脉血管狭窄程度及其心肌缺血程度，这对治疗方案选择及预后判断具有重要意义。

❹ **经皮冠状动脉介入（PCI）术前和术后评估**：术前评估主要涉及病变的大小、严重程度和分布范围等，特别是对慢性完全闭塞病变，可详细评估闭塞长度、闭塞末端形态、闭塞段的钙化程度和血管迂曲程度等指标。这些信息对于规划手术路径、预测手术成功率、避免不必要的手术治疗至关重要。术后，通过冠脉CTA随访检查，可以评估支架的位置、通畅性，同时监测可能的再狭窄现象。

❺ **冠状动脉搭桥术（CABG）术前和术后评估**：术前评估通常包括对主动脉管壁是否存在较多钙化斑块，双侧内乳动脉的解剖结构与发育情况，以及冠状动脉闭塞远端血管管腔的管径评估。这些信息有助于医师选择适合的手术吻合口，从而避免术中主动脉夹层等严重并发症的发生。术后评估主要关注搭桥血管的通畅性，包括吻合口和桥血管狭窄情况的监测等。

❻ **先天性冠状动脉异常以及非动脉粥样硬化冠状动脉病变的评估**：冠脉CTA可准确、清晰地显示冠状动脉的起源、走行和终止位置，以及其与周围组织和结构之间的相互关系。

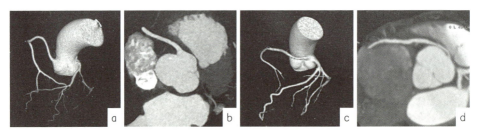

冠脉CTA（a和b）显示正常冠状动脉起源，右冠状动脉起源于右冠窦；冠脉CTA（c和d）显示先天性冠状动脉起源异常，右冠状动脉起源于左冠窦伴近段管腔变细。

❼ **其他手术或有创性检查前的冠状动脉评估**：在计划进行其他手术或有创性检查之前，对于具有冠心病危险因素或表现出相关症状的患者，推荐进行冠脉CTA检查。该检查可迅速、有效地评估冠状动脉病变的存在与程度，最大限度地降低手术或有创性检查项目潜在的心血管并发症风险。

冠脉 CTA 的适用人群

❶ 胸痛患者及其他可能表现出心绞痛相关症状的患者，如劳累时呼吸困难、下颌骨疼痛等。

❷ 具有多重冠心病危险因素，但暂无症状的高风险人群，具有 2 项或以上危险因素的个体，如绝经后女性、中老年男性、吸烟、高血压、血脂异常、糖尿病、有早发心血管疾病的家族史、炎症性疾病（如红斑狼疮或银屑病）、家族性高胆固醇血症患者，以及从事高危职业的患者。

❸ 接受冠状动脉疾病药物治疗、支架植入或搭桥手术后的复查患者。

❹ 术前评估或有创性检查前的心脏情况评估，例如肺部手术、胃肠镜检查等。

❺ 怀疑存在肥厚型心肌病、心腔血栓等病变的患者。

冠脉 CTA 的禁忌证

❶ 已知有严重的碘造影剂过敏史者。

❷ 严重甲状腺功能亢进症。

❸ 肾功能不全：肾小球滤过率（GFR）＜60mL/min，为相对禁忌证；GFR＜30mL/min，则为禁忌证。

❹ 严重的心功能不全（患者不能平卧）。

❺ 妊娠或可能妊娠者。

❻ 多发性骨髓瘤。

冠脉 CTA 检查的时间与方法

检查时间

❶ 与心电图等功能性检查不一样，冠脉 CTA 检查是形态学评估，只要存在病变，不论当时有无症状，均能检出病变。

❷ 大型医院的影像学检查通常需要提前预约，对于非急诊患者，推荐采用预约检查的方式。

❸ 为急诊患者的检查开通"绿色通道"，要求急诊科医师和患者家属在检查时全程陪同，为患者的安全和监护提供保障。

检查方法

❶ 扫描时患者需平躺在检查床上，连接心电门控装置，伸直双臂上举过头，可采用头先或脚先的体位进入扫描仪。

❷ 冠脉 CTA 检查需要提前静脉注射造影剂，注射后，患者需在造影剂到达检查部位时进行短暂屏气，才能开始扫描。

冠状 CTA 的注意事项

检查前的注意事项

❶ 预约冠脉 CTA 时需了解有无已知的检查禁忌证。冠脉 CTA 检查时需注射造影剂，多数患者会对造影剂的安全性存在担忧，这一点不必过分担心，造影剂具备较高的安全性，仅极少数人会出现造影剂过敏反应。反应较轻者表现为皮疹、发热、恶心、呕吐等症状，严重者可出现喉头水肿、过敏性休克等症状，但严重反应的发生率极低。

❷ 非急诊患者检查时需要成年家属陪同，以应对可能的医疗紧急情况。

❸ 检查前 12 小时避免饮用含有咖啡因的饮料，以防心率过快；检查前一天最好洗澡，当天穿着纯棉宽松的衣物，女士最好不要穿连衣裙。

❹ 如果患有糖尿病，正在服用二甲双胍，一般需要停用 3 天。如果做过心脏手术，请告知医师。

❺ 检查当天放松心态，因为紧张会引起心率增快，心率太快会影响图像质量，如果心率过高（通常超过 70 次 / 分，取决于医院的设备），可能需要在检查前口服 β 受体阻滞剂（如倍他乐克）控制心率。

❻ 大多数医院要求空腹，可以随身携带一些糖，避免因禁食引起的低血

糖眩晕。一般需要禁食 4~6 小时。

❼ 检查前一般需在医师指导下含服硝酸甘油，该药物可使血管扩张，提高检查的效果。含服硝酸甘油后，可能会感到头部不适，这是血管扩张引起的反应，不需要紧张。

❽ 如果有青光眼、哮喘病史或其他病史，请提前告诉医师。

检查中的注意事项

❶ 成功的冠脉 CTA 检查的关键在于患者配合屏气，不同的设备需要屏气的时长不一，通常为 5~10 秒，一般需要屏气 3 次。冠脉 CTA 检查失败的情况比较少，大多是因为患者未配合屏气。有的患者太紧张，没有听到指令，自由呼吸，可能需要重做一遍；有的患者没准备好，检查中稍微漏气，影响检查效果和图像质量，从而对诊断结果产生较大影响。

❷ 根据患者血管的具体情况，选择右侧或左侧肘前静脉建立静脉通路，留置针会与高压注射器相连，护士会在注射造影剂前先注射 20ml 生理盐水，以确定留置针是否在血管腔内。在注射造影剂时患者会产生全身热感，属正常情况，不用紧张。

检查后的注意事项

❶ 检查后，一般观察 10 分钟后再拔针，如果无异常，即可回家。建议检查后大量喝水，通过小便尽快排出造影剂。

❷ 回家后仍需观察皮肤等有无迟发性过敏反应，但其发生率较低。

冠脉 CTA 的复查

❶ 通过对既往行冠脉 CTA 的患者研究证实，如果冠脉 CTA 正常，10年内发生心血管事件（如心梗等）的可能性很小，仅 0.6%。因此对于具有危险因素或相关症状的患者，应该行冠脉 CTA，如果结果正常，无需每年复查。

❷ 对于不存在高危因素的人群，推荐每 3～5 年检查 1 次。

❸ 如果冠脉 CTA 发现有轻度狭窄（血管狭窄＜50%），推荐每 2～3 年检查 1 次。

❹ 患有高脂血症或动脉粥样硬化等疾病的患者，需每 1～3 年检查 1 次。

❺ 对于已经植入冠状动脉支架的患者，需要定期随访，推荐每 1～2 年检查 1 次，以监测支架内部是否发生重度狭窄。

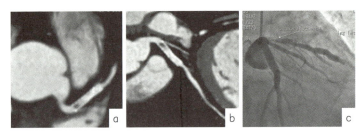

支架植入术后 15 个月，现心悸、胸闷 6 个月，加重 10 天。复查冠脉 CTA（a 和 b）显示左前降支支架内膜增生伴再狭窄（90%），2 天后行冠状动脉造影（c）证实。

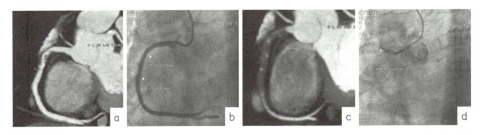

男，63 岁，吸烟史 40 年，因胸痛症状行冠脉 CTA（a）和冠状动脉造影（b）检查，显示右冠状动脉近端轻度狭窄（25%～49%），行保守治疗。症状缓解后未规律服药，未戒烟，一年半后随访冠状动脉 CTA（c）和冠状动脉造影（d）显示右冠状动脉闭塞。

❻ 对于阻塞性狭窄（血管狭窄＞50%）的患者，建议每半年到 1 年检查 1 次。

❼ 对于冠心病病情严重的患者，推荐每半年到 1 年检查 1 次。

（贾崇富　高雅琪）

窥视心脏血管的"金标准"：冠状动脉造影

在人体错综复杂的血管系统中，冠状动脉扮演着至关重要的角色。它们很精细，负责为心肌提供充足的氧气和营养物质。然而，当冠状动脉发生狭窄或堵塞时，心绞痛或急性心肌梗死便悄然而至，甚至会威胁我们的生命。

那么，医生如何检查这些隐藏在胸壁后、肉眼不可见的重要血管呢？答案便是冠状动脉造影——一种可以直观展示冠状动脉内部情况的检查技术，它被誉为诊断冠心病的"金标准"。说到这里，我们需要从 X 射线的历史讲起。

1895 年 11 月 8 日，德国物理学家威廉·康拉德·伦琴（Wilhelm Conrad Röntgen）在进行阴极射线实验时，偶然发现了一种新型射线，这种射线能穿透人体和其他物体，展现其内部结构的影像，伦琴将这种射线命名为 X 射线。这一发现不仅为他赢得了首届诺贝尔物理学奖，还革命性地推动了医学诊断技术的发展。X 射线的应用使医师首次能够无需开刀就直观地观察到人体内部的骨骼和器官。

然而，血管本身在 X 射线成像中不易直接可见，这一限制仍旧是心脏疾病诊断中的一大难题。

20 世纪 50 年代，随着医学技术的进步和探索精神的驱动，医师们开始尝试使用 X 射线结合造影剂来显示血管内部的结构。这一技术最初被应用于四肢的动脉，现今被广泛用于心脏的冠状动脉，这就是冠状动脉造影。

克利夫兰诊所的弗兰克·梅森·索恩斯（Frank Mason Sones）医师在 1958 年意外完成了世界上第一例冠状动脉造影，开启了心脏疾病诊断的新篇章。索恩斯的成功不仅证明了冠状动脉造影的可行性，也展现了它在识别心脏疾病方面的巨大潜力。

冠状动脉造影通过将含碘的造影剂注入冠状动脉并使用 X 线成像技术，来观察和评估心脏血管的结构。这项检查不仅能显示血管的形态，还能评估血管内是否存在狭窄或堵塞，为冠心病的诊断和治疗方案制订提供关键信息。

在进行冠状动脉造影前，医生会详细解释检查的过程、潜在风险以及准备工作。患者一般不需要空腹，但需接受一系列基础检查，如血液检查等，以确保检查的安全性。尽管使用造影剂的总体风险非常低，但相对常见的不良反应是造影剂过敏，反应程度一般较轻。

冠状动脉造影的检查过程

冠状动脉造影检查一般在导管室进行，患者保持清醒，接受局部麻醉。医生首先在患者手腕处的桡动脉或大腿根部的股动脉穿刺（多首选桡动脉），插入一根长约 1 米的细导管，通过血管将其引导至心脏的冠状动脉。随后，通过导管注入造影剂，同时使用 X 射线机进行成像，实时观察血管情况。

通过观察造影剂在血管中的流动，医生可以评估血管的状况、狭窄程度等。这些信息将帮助医生决定是否需要进一步治疗，如支架植入或冠状动脉旁路手术。

检查结束后，医生会拔出导管并对穿刺部位进行处理。患者需要在医院休息数小时，以确保没有并发症发生。大多数患者可以在检查当天回家，但需遵医嘱，注意休息。

冠状动脉造影是一种非常有效的诊断工具，且总体风险非常低。但是，造影剂可能引起过敏反应，但一般较轻；穿刺部位可能出现出血或血肿，在极少数情况下可能导致心脏并发症。此外，冠状动脉造影无法提供有关心脏功能的信息，如心脏泵血能力。因此，它通常需要与其他检查结合使用，以获得关于心脏状况的全面信息。

随着医疗技术的不断进步，冠状动脉造影技术已在降低风险、提高安全性和准确性方面取得显著进展。今天，它已经成为心脏疾病诊断和治疗中不可或缺的工具，为无数患者带来了治疗的希望。随着未来技术的进一步发展，冠状动脉造影预计将继续在心脏疾病的诊治中发挥重要作用，为更多的患者带来福音。

（惠慧）

冠心病与心肌损伤标志物

董大爷因为胸痛去急诊看病，医生给他做了心电图检查，初步诊断为急性心肌梗死，之后开了心肌酶和肌钙蛋白的化验单。董大爷的邻居小李因为发热、胸闷、胸痛来急诊看病，医生在问了病史并做了心电图检查后，初步诊断为心肌炎，也开了心肌酶和肌钙蛋白的化验单。

小李不禁要问：

"我也不是心梗啊？为什么给我开的检查和董大爷的一样呢？"

心肌酶和肌钙蛋白是什么？

其实这些都是提示心肌损伤的化验指标，我们统称为心肌损伤标志物。正常情况下它们在血液中含量极少，但当心肌细胞受到损伤时，我们便可以在血液中检测到。就像董大爷和小李，当心脏发生梗死或感染等损伤时，静脉血中的心肌损伤标志物的浓度就会升高。

心肌损伤标志物

肌酸激酶（CK）及肌酸激酶同工酶（CK-MB）

肌酸激酶（CK）及其同工酶（CK-MB）是常用来诊断心脏疾病的心肌

酶。CK 包括 CK-MM、CK-MB、CK-BB 这 3 种形式，其中 CK-MM 主要分布在骨骼肌和心肌中；CK-MB 虽然在心肌中含量最多，但在骨骼肌中也有一定含量；CK-BB 主要存在于脑组织。所以，CK 或 CK-MB 的升高并不专指心肌损伤，因为 CK 值是上述 3 种形式的总和。例如，剧烈运动导致骨骼肌损伤时，升高的主要是 CK-MM。只有当 CK、CK-MB 同时显著升高，且 CK-MB 占 CK 总量的比例 ＞6% 时，才应考虑心肌损伤的可能性。

肌钙蛋白（cTn）

肌钙蛋白（cTn）是目前用于诊断心肌损伤的最具特异性的生化标志物。这种特异性意味着当心肌细胞损伤时，会特异性地释放 cTn 到血液中。

传统的肌钙蛋白检测要在发病后 3～6 小时才能检测到有临床意义的变化，为了提高诊断率，科学家们开发出了超敏肌钙蛋白（Hs-cTn）检测，这种方法能够在心肌损伤发生后的 1～3 小时检测到肌钙蛋白的显著升高。

肌红蛋白（Mb）

肌红蛋白（Mb）是一种在骨骼肌和心肌中存在的蛋白质，因此与 CK-MB 类似，其升高并不专指心肌损伤。但是 Mb 有自己的特点，它的分子量较小，当发生心肌损伤时，能很快从心肌细胞中释放。因此它是心肌损伤后最早升高的标志物之一，最早可在发生损伤后的 0.5 小时内被检测到。

心脏型脂肪酸结合蛋白（H-FABP）

心脏型脂肪酸结合蛋白（H-FABP）是一种主要负责运载脂肪酸的蛋白。脂肪酸主要参与心肌能量供应，当心肌损伤或缺氧时，脂肪酸的利用会增加。此时，H-FABP 的浓度升高，且 H-FABP 分子量较小，可以迅速从损伤的心肌细胞膜中漏到血液中，被检测到。

任何导致心肌损伤的病因均可以导致上述心肌损伤标志物的升高，急性心肌梗死、心肌炎都是常见的病因，结合其他临床信息和心肌损伤标志物的升高对于确诊至关重要。这些标志物有的出现早，但特异性不强；有的出现晚，但特异性较高。如果这些标志物显示出一致的动态升高，它们将支持心肌损伤的存在。

那么，本节开头的案例中，小李和董大爷的病因又怎么区分呢？

 医生需要根据患者的临床症状、基础疾病、发病危险因素、诱因，以及心电图等检查结果综合判断。小李和董大爷虽然都是胸痛，但二者的疼痛特点不一样，心电图的表现不一样。董大爷年龄大，有糖尿病而且是老烟民；小李年轻，体重合理，没有其他疾病史，也不吸烟，因此患急性心梗的风险比较低。而且在 1 周之前，小李有连续数日熬夜疲劳的情况，这可能造成免疫力下降，之后还出现了发热、腹泻、肌肉疼痛等类似感冒的症状，这些都是心肌炎的"前驱症状"。现在小李出现的胸痛可能是炎症累及心脏的表现。

1 周后，安装了心脏支架回到家里的董大爷和休假的小李在小区遇见了，他们都恢复得很好，也决定改掉不良的生活习惯，好好对待自己的身体。

（党蔚）

第三章 冠心病日常药物

抗血栓药物

说到抗血小板药物，家喻户晓的"大哥"便是阿司匹林，它是第一个被证实有抗血小板作用的口服药物，地位自然是不可动摇。不过每一个"大哥"都会有两个特别靠谱的"小弟"，同样，抗血小板药物并不止阿司匹林一种。氯吡格雷和替格瑞洛便是这两个特别靠谱的"小弟"，它们既是好哥们，又是好同事，相辅相成，共同为冠心病患者的心脏健康保驾护航。

阿司匹林

阿司匹林对血栓栓塞性疾病的防治作用

血栓栓塞性疾病主要包括动脉血栓栓塞性疾病、静脉血栓栓塞性疾病，以及周围血管病。动脉血栓通常发生在心脏、脑和外周动脉，主要由动脉粥样硬化斑块破裂引起。这种斑块破裂可导致急性心肌梗死、脑卒中和周围血管栓塞等严重后果。动脉粥样硬化的形成过程通常十分缓慢，但斑块破裂却可能瞬间发生。

目前，血栓栓塞性疾病已经成为全球致死和致残的主要原因之一。血小板聚集是形成血栓的关键环节，而阿司匹林通过不可逆地抑制血小板聚集，能够有效防止斑块破裂时血小板聚集形成血栓，从而降低急性心肌梗死、脑卒中等严重事件发生的风险。"无血栓，则无事件"这句话充分显示了斑块破裂时预防血栓形成的重要性。

服用阿司匹林的相关知识

哪些人必须服用阿司匹林？

让所有没有阿司匹林禁忌证的心血管病患者服用阿司匹林是每一个医生的责任，以下人群在没有禁忌证的情况下，应考虑服用阿司匹林。

❶ 经冠脉造影等检查，确诊为冠心病的患者。

❷ 曾经历急性心肌梗死、脑卒中的患者。

❸ 确诊患有外周血管疾病的患者。

❹ 曾接受过冠脉支架植入或冠状动脉搭桥术的患者。

这里需要强调的是，冠心病应由心血管专科医生确诊，而不是基于心电图的异常（如早搏、房颤等）进行简单判断。

40 岁以上且没有心血管疾病的人需要服用阿司匹林吗？

有一个说法，认为 40 岁以上的人都应该服用阿司匹林来预防心脏病，这个说法并没有依据。冠心病的一级预防，即在没有被确诊为冠心病的情况下服用阿司匹林来预防，对于具有多个高危因素的人，如糖尿病、高血压、高脂血症、吸烟、肥胖等，使用阿司匹林可能获益。但是，对于高危因素不多者，服用阿司匹林的获益较小，而且如果长期服用可能带来一定风险，如增加出血的风险。

不同国家和地区的心血管疾病预防指南中，对阿司匹林的使用建议并不一致。《2019 阿司匹林在心血管疾病一级预防中的应用中国专家共识》建议，以下情况服用阿司匹林预防心血管病。

❶ 患有高血压但血压控制在 150/90mmHg 以下，同时有下列情况之一者，可应用阿司匹林进行一级预防：①年龄在 50 岁以上；②具有靶器官损害，包括血肌酐中度增高；③糖尿病。

❷ 40 岁以上的 2 型糖尿病患者，合并以下心血管疾病危险因素者：①有早发冠心病家族史（直系亲属男＜55 岁、女＜65 岁的发病史）；②吸烟；③高血压；④超重或肥胖，尤其是腹型肥胖；⑤白蛋白尿异常；⑥血脂异常。

❸ 未来 10 年缺血性心血管疾病发病风险＞10％的人群或合并下述三项及以上危险因素者：①血脂异常；②吸烟；③肥胖；④年龄＞50 岁；⑤早发心血管病家族史。

阿司匹林是"床头救命三宝"之一？

网上传言阿司匹林是"床头救命三宝"之一，声称所有疑似心脏病发作的人都需要立即服用阿司匹林以缓解症状。真有这么神奇吗？

心肌梗死发作时，阿司匹林可快速抑制血小板聚集，对延缓疾病进展有一定作用。在心肌梗死急救时，及时服用阿司匹林可使死亡率下降20％～30％。欧洲心脏病学会的胸痛指南建议，如怀疑心肌梗死，患者应立即拨打急救电话，同时服用阿司匹林。

但并非所有胸痛情况都适宜自行服用阿司匹林，因为非专业人士对心脏病缺乏鉴别知识，若发生的是消化道疾病或主动脉夹层，服用阿司匹林反而有害。建议怀疑心脏病发作时首先拨打急救电话，在急救专业人员指导下用药。急救时，推荐的剂量应达到 300 毫克，嚼碎后服用，以迅速吸收，尽快发挥药效。

阿司匹林需要服用多长时间？

所有符合阿司匹林适应证的患者，在服用期间未出现胃肠道出血、哮喘发作等不良反应，只要能够耐受，通常需要长期服用。长期服用阿司匹林的患者应定期接受医疗评估，以确保继续使用阿司匹林的益处大于潜在风险。

阿司匹林肠溶片应该空腹还是餐后服用？

传统的普通阿司匹林在到达胃部后，在酸性胃液作用下崩解，这可能导致胃肠道刺激甚至胃黏膜损伤出血，这是阿司匹林的常见不良反应之一，因此建议餐后服用以减少不良反应。然而，目前已有肠溶阿司匹林，其外有一层耐酸的包衣，这层包衣保护其在酸性的胃环境中不被溶解，到达小肠的碱性环境后再缓慢释放和吸收，从而减少胃肠道不良反应的发生。关于服用时机，如在饭中或饭后服用，阿司匹林会与食物中的碱性物质混合，也可能延长其在胃内停留时间，增加胃肠道不良反应的风险。空腹服用可缩短胃内停留时间，使药物顺利到达吸收部位小肠，因此建议阿司匹林肠溶片最好在空腹时服用。

阿司匹林应该早晨还是晚上服用？

目前关于阿司匹林最佳服用时间的问题没有定论。一些研究基于凌晨2时到上午10时血小板活性较高，也是心血管病高发时段，认为晚上服用阿司匹林更有效。而另一些研究发现，早晨服用阿司匹林能使夜间血液中前列环素水平较高，从而更有效地预防夜间心血管病发作。

其实，从药效来讲，目前专家们的共识是，长期服用阿司匹林的作用是持续性的，早晚服用没有多大区别，关键是坚持。

但是睡前服用阿司匹林时，胃内食物没有排空，阿司匹林与食物混合，可能延长胃内滞留时间，从而导致胃肠道不良反应。药物一般在胃内停留1小时左右。早晨空腹服用阿司匹林时，餐前1小时服用不会影响阿司匹林在胃内的滞留时间，可减少胃肠道不良反应。如果早晨空腹1小时服药后仍有胃肠道不良反应，可尝试夜间睡前服药。

阿司匹林的最佳剂量是多少？

在临床应用中，阿司匹林的推荐剂量是每日75~150毫克。有人担心不良反应大，阿司匹林肠溶片（25毫克/片）只服用1片或2片，可能无法达到治疗和预防效果。而超过每日150毫克的剂量并不能增加疗效，只会增加不良反应的风险。

目前，进口的阿司匹林每片100毫克，1天服用1片可满足治疗需求；国产阿司匹林每片25毫克，需一次服用3片或4片。

哪些人服用阿司匹林后容易出现消化道出血？

阿司匹林是一把双刃剑，它可直接作用于胃黏膜，破坏其保护屏障，可能促进白三烯等炎症介质的释放，损伤胃黏膜，也可损伤肠黏膜屏障。

有以下情况的人群更容易出现胃肠道损伤和出血，应谨慎使用：65岁及以上老年人，有消化性溃疡或出血病史者，幽门螺杆菌感染者，吸烟或饮酒者，服用非甾体止痛药或糖皮质激素、多种抗血小板或抗凝药物者，联合使用螺内酯或抗抑郁药物者。在使用阿司匹林期间，一旦发现进行性贫血或黑便等症状，应及早就诊。建议长期服用阿司匹林者最好每 3 个月到医院检查一次粪便隐血，以便及早发现出血。

（金毕英）

氯吡格雷

氯吡格雷是什么？

氯吡格雷与阿司匹林一样，都是抗血小板药物，但是二者的作用机制不同。氯吡格雷是噻吩吡啶类药物，它作为二磷酸腺苷（ADP）受体拮抗剂发挥作用，本身并没有抗血小板作用，口服吸收后需要在肝脏的细胞色素 P450 酶系的帮助下转化为其活性代谢产物后，才能发挥抗血小板的作用。由于这种代谢过程，它的胃肠道反应及出血风险也会大大降低。

氯吡格雷应该怎么吃呢？

对于近期遭受过急性心肌梗死、脑卒中或确诊为外周动脉疾病的患者，氯吡格雷的常用剂量为 75mg，每日 1 次，可以与食物一起服用或空腹服用。对于急性冠脉综合征患者，由于病情更危急，初始治疗通常需要更高的负荷剂量，即首次服用 300 ~ 600mg 的氯吡格雷后，再以 75mg 每日的剂量维持。如果发生漏服的情况，在常规服药时间的 12 小时内，应立即补服 75mg 的标准剂量，并按照常规服药时间服用下一次剂量。如果漏服发生在常规服药时间的 12 小时后，应在下次常规服药时间服用 75mg 标准剂量，无需剂量加倍。

为什么有些人服用氯吡格雷没有效果？

之前我们说过，氯吡格雷本身并没有抗血小板的作用，需要在一个特殊帮手的帮助下完成"变身"，才能发挥作用。而这个帮手帮不帮忙，主要取决于 CYP2C19 基因型，每个人的基因型先天不同。如果你的 CYP2C19 基因型能高效帮助氯吡格雷转化，如超快代谢型、快速代谢型或中间代谢型，那么服用氯吡格雷效果就会比较好。对于那些 CYP2C19 慢代谢型的人来说，其体内的酶活性较低，氯吡格雷不能有效地转化，其抗血小板的作用便会大打折扣，我们把这种现象称为"氯吡格雷抵抗"。对于这类患者，就得视病情考虑替换或加用其他药物。

服用氯吡格雷应该注意些什么？

氯吡格雷作为一种抗血小板药物，最常见的不良反应是出血，包括皮下淤血、胃肠道出血、眼鼻出血，甚至颅内出血。因此患者在服药期间需要严密观察有无出血倾向。除了出血外，比较常见的不良反应还有胃肠道不适、皮肤过敏反应、肝功能异常等。需要注意的是，并不是每位患者都会出现这些不良反应，而且不同患者表现的不良反应程度也可能不同。在使用氯吡格雷的过程中，患者应该密切关注自己的身体反应，如有任何不适症状，应及时就医。同时，患者应该遵循医生的建议，正确使用氯吡格雷，以降低不良反应的发生风险。

替格瑞洛

在"好兄弟"氯吡格雷上市后，知名度节节攀升，跟"大哥"阿司匹林一起被广泛应用于心脑血管疾病的治疗中。不过随着知名度的提高，人们也发现了一个问题：氯吡格雷的效果好不好，跟个人的先天基因型有着密切的关系，但基因型又改不了，于是替格瑞洛应运而生。

替格瑞洛是什么？

替格瑞洛与氯吡格雷相似而又不同，是一种新研发的非噻吩吡啶类的腺苷二磷酸（ADP）受体拮抗剂。与氯吡格雷不同，它不需要接受帮手的帮助，也不用变身，其本身就是活性药物，可直接发挥抗血小板作用。这意味着它的药效更快、更强，为心血管疾病患者带来更有效的治疗和预防效果。2010年，替格瑞洛在欧洲上市，2012年正式在我国上市，广泛应用于急性冠脉综合征、经皮冠状动脉介入术及有心肌梗死病史患者的治疗和预防。

替格瑞洛应该怎么吃呢？

❶ 对于急性冠脉综合征患者，替格瑞洛需与阿司匹林联用，起始剂量为单次负荷量180mg，之后持续给药，维持剂量为每次90mg，每日2次，推荐维持治疗12个月。

❷ 对于有心肌梗死病史至少1年且伴有至少一种动脉粥样硬化血栓形成事件的高危因素患者，当需要长期治疗时，推荐给药剂量为60mg，每日2次。

❸ 当替格瑞洛与阿司匹林联用时，在服用首剂负荷阿司匹林后，阿司匹林的维持剂量不能超过每日100mg，常用75~100mg。

❹ 治疗中应尽量避免漏服。如果漏服了一剂，应在预定的下次服药时间服用一片90mg。

替格瑞洛潜在的不良反应

替格瑞洛是一种高效的抗血小板药物，与其增强的疗效相对的是较高的出血风险。替格瑞洛最常见的不良反应为出血，包括胃肠道出血、鼻出血及皮肤瘀斑等。在少数情况下，可能会出现危及生命的严重大出血事件。除了出血外，呼吸困难是另一个最常见的不良反应，尤其是对有哮喘或慢性阻塞性肺疾病史的患者，应用替格瑞洛时需要谨慎。另外，还可能会出现胃肠道不适、皮肤过敏反应、尿酸升高、心动过缓、男性乳房发育等不良反应。在使用该药物时，需要密切关注自己的身体状况，谨遵医嘱。

综上所述，冠心病是一种常见的心血管疾病，其治疗需要综合管理。抗血小板治疗是防治动脉粥样硬化、血栓形成的重要措施之一，可选择的药物除了文中提到的阿司匹林、氯吡格雷及替格瑞洛外，还有很多其他药物，比如血小板糖蛋白Ⅱb/Ⅲa受体拮抗剂、蛋白酶激活受体-1拮抗剂等。在使用这些药物时，需要密切监测潜在的不良反应，并注意相关事项，患者应在医师的指导下选择适合自己的药物及剂量。

在未来，随着科学技术的不断发展，对于抗血小板药物的作用机制和临床应用的研究会越来越深入，为心血管疾病的预防和治疗提供更多的信息和可能。

（林雪琪）

降血脂药物

血脂是存在于血液中的脂质，仅占全身脂肪的一小部分。血脂的主要成分包括胆固醇、甘油三酯和脂蛋白等，人们常说的血脂指的是胆固醇和甘油三酯。高脂血症是指脂肪代谢或运转异常使血液中的血脂含量超过正常范围的疾病，表现为胆固醇和（或）甘油三酯过高或高密度脂蛋白过低。这种情况是导致心脑血管疾病的主要因素之一，该疾病可加速全身动脉粥样硬化的进程，对人体的损害是进行性和全身性的。因而需要给予高脂血症患者有效的降血脂治疗。临床上对于高脂血症的治疗主要是药物治疗，包括他汀类药物、贝特类药物、烟酸及其衍生物、树脂类药物等。

血脂高了就要服药吗？

正如降压策略秉承的"个体化"原则，降血脂治疗同样需要根据不同个体的具体情况，采取相应强度的干预措施。这也是应对血脂异常的核心策略。在动脉粥样硬化性心血管疾病（ASCVD）的风险分层中，不同风险级别对应不同的血脂目标水平。根据《中国血脂管理指南（2023 年）》，建议采用基于我国人群长期队列研究建立的"中国成人 ASCVD 总体发病风险评估流程图"进行风险评估。

按照是否患有 ASCVD 分为二级预防和一级预防两种情况。患有 ASCVD 者进一步分为超高危人群和极高危人群，而未患 ASCVD 者则根据血脂指标、有无高血压、糖尿病及其他危险因素等分为低危人群、中危人群和高危人群。危险等级参考的主要血脂指标为低密度脂蛋白胆固醇（LDL-C），各危险等级人群的降脂目标值如下。

超高危人群 LDL-C 目标值＜1.4mmol/L

极高危人群 LDL-C 目标值＜1.8mmol/L

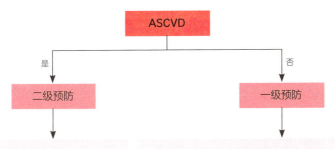

超高危人群：发生过≥2次严重 ASCVD 事件或发生过1次严重 ASCVD 事件，且合并≥2个高危险因素

严重 ASCVD 事件：
(1) 近期 ACS 病史（＜1年）；
(2) 既往心肌梗死病史（除上述 ACS 以外）；
(3) 缺血性脑卒中史；
(4) 有症状的周围血管病变，既往接受过血运重建或截肢

高危险因素：
(1) LDL-C≤1.8mmol/L，再次发生严重的 ASCVD 事件；
(2) 早发冠心病（男＜55岁，女＜65岁）；
(3) 家族性高胆固醇血症或基线 LDL-C≥4.9mmol/L；
(4) 既往有 CABG 或 PCI 史；
(5) 糖尿病；
(6) 高血压；
(7) CKD3~4 期；
(8) 吸烟

极高危人群：不符合超高危标准的其他 ASCVD 患者

符合下列任意条件者，可直接列为**高危人群**，无需进行10年 ASCVD 发病危险评估：
(1) LDL-C≥4.9mmol/L 或 TC≥7.2mmol/L；
(2) 糖尿病患者（年龄≥40岁）；
(3) CKD3~4 期

不符合者，评估10年 ASCVD 发病危险			
危险因素① （个）	血清胆固醇水平分层（mmol/L）		
	3.1≤TC＜4.1 或 1.8≤LDL-C＜2.6	4.1≤TC＜5.2 或 2.6≤LDL-C＜3.4	5.2≤TC＜7.2 或 3.4≤LDL-C＜4.9
无高血压 0~1	低危（＜5%）	低危（＜5%）	低危（＜5%）
无高血压 2	低危（＜5%）	低危（＜5%）	中危（5%~9%）
无高血压 3	低危（＜5%）	中危（5%~9%）	中危（5%~9%）
有高血压 0	低危（＜5%）	低危（＜5%）	低危（＜5%）
有高血压 1	低危（＜5%）	中危（5%~9%）	中危（5%~9%）
有高血压 2	中危（5%~9%）	高危（≥10%）	高危（≥10%）
有高血压 3	高危（≥10%）	高危（≥10%）	高危（≥10%）

危险因素
具有以下任意2个及以上者，定义为 ASCVD **高危人群**：
(1) 收缩压≥160mmHg 或舒张压≥100mmHg；
(2) 非 HDL-C≥5.2mmol/L（200mg/dl）；
(3) HDL-C＜1.0mmol/L（40mg/dl）；
(4) BMI≥28kg/m²；
(5) 吸烟

10年 ASCVD 发病危险为中危且年龄＜55岁者，评估余生危险

注：ASCVD：动脉粥样硬化性心血管疾病；ACS：急性冠脉综合征；LDL-C：低密度脂蛋白胆固醇；CABG：冠状动脉搭桥术；PCI：经皮冠状动脉介入治疗；TC：总胆固醇；CKD：慢性肾脏病；HDL-C：高密度脂蛋白胆固醇；BMI：体重指数。1mmHg=0.133kPa。所评估的危险因素应基于干预措施前水平。①：危险因素包括吸烟、低 HDL-C、年龄≥45/55岁（男性/女性）。＜40岁的糖尿病患者危险分层参见特殊人群糖尿病部分。

高危人群 LDL-C 目标值＜2.6mmol/L

中危人群 LDL-C 目标值＜3.4mmol/L

低危人群 LDL-C 目标值＜3.4mmol/L

总而言之，在评估及制订降脂方案时，不要盲目地根据化验报告单上的箭头来决定是否用药，而是要根据患者的具体血脂水平，并结合其他健康状况，如存在的危险因素、高血压、糖尿病、冠心病等慢性疾病情况综合评估而定。

他汀类药物

他汀类药物作为比较常用的临床降血脂药物，能有效地降低血脂水平，是降脂药物家族的中流砥柱，也是降低胆固醇，尤其是低密度脂蛋白胆固醇（LDL-C）的首选用药。他汀类药物是羟甲基戊二酰辅酶A（HMG-CoA）还原酶的选择性抑制剂，通过特异性抑制胆固醇合成限速酶的活性来降低胆固醇水平，从而降低血液中 LDL-C 水平。

因为这类药物的英文名都以 statins（他汀）结尾，便简称为"他汀类药物"。他汀类药物种类繁多，代表药物有阿托伐他汀、瑞舒伐他汀、辛伐他汀、普伐他汀、洛伐他汀等。下面从四方面来说明几种他汀类药物的区别。

降脂强度

不同的他汀类药物降低 LDL-C 的疗效不同。在我国，人均胆固醇水平较低，因此大多数患者使用中等强度或低强度的他汀类药物即可使 LDL-C 达到目标值。要根据患者的具体病情选择合适的他汀类药物，避免使用过强的降脂药物而增加不良反应的发生率。降脂强度：瑞舒伐他汀＞阿托伐他汀＞辛伐他汀＞普伐他汀＞氟伐他汀。

尽管他汀类药物的降脂疗效显著，但其降低 LDL-C 的效果并不是与剂量呈线性关系，而是遵循"6 原则"，即剂量增加 1 倍，LDL-C 的降幅仅增加 6%，同时剂量的增加可能会导致不良反应的发生率增加。因此，患者服用这些药物时一定要谨遵医嘱，血脂不达标时绝对不能自行加大剂量。

服用时间

不同他汀类药物在血浆中的清除半衰期不同，也就是在体内停留的时间不同。洛伐他汀、辛伐他汀、普伐他汀和氟伐他汀的半衰期较短，为 1～4 小时；而阿托伐他汀、瑞舒伐他汀的半衰期较长，在 10 小时以上。由于胆固醇合成主要在夜间进行，因此，半衰期短的他汀类药物在睡前服用效果最佳，而半衰期长的药物服用时间则可以灵活一些，不必严格控制在夜间。

药物间的相互作用

使用他汀类药物治疗高胆固醇血症的患者通常也需要服用其他药物。他汀类药物大多通过肝脏的特定酶（主要是 CYP3A4）代谢，因此临床上易发生药物间的相互作用，有可能导致严重的不良反应。不同的他汀类药物在肝脏中的代谢速率和途径不同，这就决定了发生药物相互作用的风险程度不同。那些主要通过 CYP3A4 代谢的他汀类药物，若与抑制 CYP3A4 的药物一起应用，可增加不良反应发生的风险，如横纹肌溶解症——一种严重的肌肉损伤。

常见的 CYP3A4 抑制剂有：大环内酯类抗生素（如克拉霉素）、吡咯类抗真菌药（如伊曲康唑）、抗癌药物（如他莫昔芬和吉非贝齐）、免疫抑制剂（如环孢素）、心脏病治疗药物（如胺碘酮和维拉帕米）等。

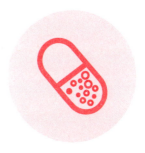

在开始治疗前、治疗后 12 周及增加剂量后 12 周，患者应检查肝功能。此后，建议每半年检查肝功能。在治疗过程中，若出现转氨酶轻度升高（＜正常值上限的 3 倍），且无其他肝脏损害的迹象，通常无需减量或停药，建议每 4～8 周重复检测肝功能。半数以上的患者肝酶水平可以逐渐恢复正常，无需特殊处理。

亲水亲脂性

他汀类药物分为脂溶性和水溶性两大类。与脂溶性他汀相比，水溶性他汀不易透过细胞膜的脂质层，可通过肝细胞表面的转运载体，选择性地进入肝细胞。这种特性使水溶性他汀主要抑制肝脏中的胆固醇合成，而对肾上腺、性腺、心脏及大脑等其他组织的胆固醇合成影响极小。因此，水溶性他汀不仅有效降低了血清中的胆固醇水平，还能减少对肝外组织的不良反应。普伐他汀和瑞舒伐他汀均属水溶性他汀类药物。

在他汀类药物中，其亲脂性依次为：普伐他汀＜瑞舒伐他汀＜阿托伐他汀＜氟伐他汀＜匹伐他汀＜洛伐他汀 ≈ 辛伐他汀。亲脂性越高，其副作用发生的概率越大。

他汀"伴侣"——依折麦布

如果服用了他汀类药物之后，血脂还不达标该怎么办？从理论上讲，要么增加剂量，要么换成其他药物，要么联合应用其他降血脂药物。但问题是，他汀类药物已经是目前国内主流的降血脂药物，剂量加倍也只能增加 6% 的降血脂效果。如此看来，联合应用其他降血脂药物似乎是唯一出路。研究证实，胆固醇吸收抑制剂——依折麦布和他汀类药物有良好的协同作用，并且安全性高，已成为目前降低胆固醇治疗的首选联合用药方案，可以达到 1+1＞2 的治疗效果。

依折麦布降血脂的作用机制

 依折麦布是一种降胆固醇的药物，其主要作用靶点是小肠绒毛刷状缘的胆固醇转运蛋白（NPC1L1）。NPC1L1是一种关键蛋白，负责将胆固醇从肠道跨膜运输到体内。依折麦布通过结合到NPC1L1的细胞外循环部分而阻碍胆固醇的吸收，从而减少胆固醇由肠道向肝脏转运，进而减少肝脏中胆固醇的储存量，加速血液中胆固醇的清除。

依折麦布还可以抑制氧化型LDL-C的吸收和巨噬细胞内泡沫细胞的形成。泡沫细胞的形成是动脉粥样硬化的一个关键过程。这些机制共同作用，有助于减缓心血管疾病的进展。

依折麦布的服药剂量

依折麦布的降血脂效果明确，安全性也较高，推荐服用剂量是成人一天1次，一次10mg，可以在任何时间段服药，不受进食影响，空腹或饭后都可以。常规服用周期为3~6个月，期间要定期监测肝、肾功能和血脂水平。纯合子型家族性高胆固醇血症的患者，需要终身服药。

适用人群和禁用人群

依折麦布主要适用于3种类型的人群：①对于单用他汀类药物疗效不佳的患者，依折麦布可与他汀类药物联合使用。②对于无法耐受他汀类药物的患者，可以考虑单独使用依折麦布。③纯合子型家族性高胆固醇血症的患者，可选用依折麦布。

同时应注意，有活动性肝病或肝转氨酶水平不明原因持续升高的患者，应禁用依折麦布与他汀类药物的联用治疗；孕妇及哺乳期妇女禁用；10岁以下儿童不推荐使用。

注意药物不良反应

依折麦布的安全性和耐受性良好。最常见的不良反应有头痛、腹痛和腹泻。需要注意的是，依折麦布与他汀类药物联用时，可能会增加转氨酶升高和肌痛等不良反应的风险。在联合治疗前，应进行肝功能检测，并在治疗初期的 4~8 周内复查肝功能。如有任何不明原因的肌痛、触痛或无力，应及时就诊。

与其他食物和药物的相互作用

由于依折麦布与贝特类药物联合使用的安全性及有效性尚未明确，所以依折麦布的说明书中不推荐与贝特类药物联合使用。

另外，服用这些降血脂药的同时，不宜饮用葡萄柚汁或西柚汁。因为葡萄柚汁或西柚汁中含有一种物质，能够抑制肝脏中代谢药物的酶，这个酶正是负责代谢他汀类药物的。简单理解，好比开车过高速收费口，平时他汀类药物能顺利通过，但现在西柚汁中的物质和他汀类药物同时过收费口，导致通行缓慢或堵塞，从而造成毒副作用风险的增加。另外，如果有其他正在使用的药物，建议告知医生，让医生来判断这些药物是否可以与他汀类药物和依折麦布同时使用。

（宋权）

鱼油

在临床工作中，经常有患者问："大夫，鱼油可不可以降血脂？我能不能用鱼油来代替降血脂的药物呢？"想解答这个问题，就要从鱼油的发现说起。

20 世纪 70 年代，丹麦科学家约恩·戴尔伯格（Jorn Dyerberg）和汉斯·奥拉夫·邦（Hans Olaf Barg）对格陵兰岛的因纽特人进行研究，发现尽管因纽特人每天摄入大量的海豹肉、鱼肉和鲸鱼肉，但是他们的血脂水平良好，冠心病的发病率几乎是当时美国人和丹麦人的十分之一。通过进一步的研究，他们发现因纽特人的食物中含有两种以前未被注意过的 ω-3 脂肪酸，即二十二碳六烯酸（DHA）和二十碳五烯酸（EPA）。

DHA 和 EPA 是什么？

DHA 和 EPA 同属于 ω-3 脂肪酸，ω-3 脂肪酸还包括 α-亚麻酸（ALA）等。其中 ALA 主要来源于植物，而 DHA 和 EPA 主要来源于海洋中的鱼类、磷虾等，它们都是 ω-3 脂肪酸的重要来源。DHA 和 EPA 是我们体内生物膜的重要组成部分，对成年人具有降血脂、改善血液循环、抑制血小板凝集、阻抑动脉粥样硬化斑块和血栓形成的作用，而且 DHA 还是婴儿在视力和大脑发育过程中不可缺少的营养成分。不少纳入大量人群的研究显示，EPA 和 DHA 对降低心血管疾病、脑卒中等疾病的发病风险有重要作用。

吃多少？　FAO/WHO 联合推荐：成年男性和非孕期且非哺乳期的女性每天补充 250mgEPA+DHA。而对于孕期和哺乳期的女性，每天补充 300mgEPA+DHA，其中至少有 200mg 为 DHA。

鱼油类产品可以降血脂吗？

鱼油是从鱼类的脂肪组织中提取的油脂，是 ω-3 脂肪酸的重要来源。前文已述，ω-3 脂肪酸对人体具有重要意义。但是，根据 ω-3 脂肪酸的成分、纯度和剂量的差异，鱼油类产品分为非处方的鱼油产品（即保健类产品）和处方的 ω-3 脂肪酸产品。现有的证据显示，高纯度和高剂量的 EPA 可以降低心血管事件的风险。《中国血脂管理指南（2023 年）》中提出，ω-3 脂肪酸（4g/天）可使甘油三酯水平为 2.3～5.6mmol/L 和≥5.6mmol/L 的患者的甘油三酯水平分别降低约 20%～30% 和≥30%。

 通过上述内容，我们了解到鱼油在降脂治疗方面确有其重要意义，尤其是降低甘油三酯的水平。但是，我们的患者往往忽略了四个问题。

①心血管疾病的发生和发展与血脂密切相关，尤其是低密度脂蛋白胆固醇，而 ω-3 脂肪酸降低的是甘油三酯，其对低密度脂蛋白胆固醇的降低作用有待商榷。

②只有高纯度、高剂量的 ω-3 脂肪酸才有降脂作用，而我们平时服用的鱼油类保健品，其剂量及纯度远达不到降低血脂的要求。

③DHA 和 EPA 的烯键很不稳定，容易被氧化，空气、光以及加工过程中的金属离子都有可能导致其氧化分解，因此鱼油相关保健品的有效性难以保证。

④过量服用鱼油可能产生不良反应，包括但不限于消化不良、出血风险增加等。

目前，药用鱼油产品已经在我国上市，即二十碳五烯酸乙酯软胶囊，适应证为联合他汀类药物使用，用于治疗心血管疾病或糖尿病伴随 2 种及以上其他心血管疾病危险因素的患者，以及高甘油三酯血症的成年患者，以防止和降低心血管事件的风险。在使用药用鱼油相关产品时，应该听从医嘱，依据适应证按时按需服药，以降低心血管事件的风险。

（杜明亮）

"后他汀时代"的主流：PCSK9 抑制剂

他汀类药物是通过抑制 HMG-CoA 还原酶从而达到降血脂的目的，目前仍然是降血脂的基石。像我们常用的阿托伐他汀、瑞舒伐他汀属于强效的降血脂药，常规剂量即可降低低密度脂蛋白胆固醇（LDL-C）40%～50%。然而我们在使用他汀类药物的时候会遇到一些问题，比如他汀相关肌肉症状、肝功能指标异常等他汀类药物不耐受的现象。尤其是目前对血脂管理理念的提升，使用单一他汀类药物并不能使所有患者的血脂降到目标水平。

 ……

新型降血脂药物 PCSK9 抑制剂使降血脂治疗进入新时代。这类药物可使 LDL-C 降低超过 50%，有效降低心血管事件的风险，同时其在临床使用中的安全性及耐受性也得到了肯定。2003 年，PCSK9 抑制剂首次得到关注，2015 年，美国 FDA 和欧洲药品管理局（EMA）分别批准了其临床适应证。依洛尤单克隆抗体注射液作为中国首个获批的 PCSK9 抑制剂，于 2018 年 7 月 31 日获得国家药品监督管理局批准，用于治疗成人或 12 岁以上青少年的纯合子型家族性高胆固醇血症患者。2019 年 1 月 24 日，依洛尤单抗的新适应证获批，用于治疗成人动脉粥样硬化性心血管疾病，以降低心肌梗死、脑卒中和冠状动脉血运重建的风险。

PCSK9 抑制剂降血脂的原理

PCSK9 是一种由肝脏合成的分泌型丝氨酸蛋白酶，它可与低密度脂蛋白受体结合并使其降解，从而减少受体对血浆中 LDL-C 的清除。如果抑制 PCSK9，就可阻止受体的降解，从而促进 LDL-C 的清除。

PCSK9 抑制剂替代他汀类药物了吗？

并没有，他汀类药物仍然是降血脂治疗的基石，只有在一些特定情况下，PCSK9 抑制剂才会替代或与他汀类药物联合治疗。

什么样的人群适用PCSK9抑制剂？

①成人或 12 岁以上青少年的纯合子型家族性高胆固醇血症患者；②出现他汀类药物不耐受，需要强化降血脂的人群；③即使应用了指南推荐的降血脂方案（如他汀联合依折麦布），血脂水平仍达不到预定目标的人群。

PCSK9 抑制剂相关的不良反应

目前研究已经证实，PCSK9 抑制剂不会引起新发糖尿病、肌肉相关的不良反应。此外，关于 PCSK9 抑制剂可能影响认知功能的担忧也得到了澄清。我们知道大脑是一个富含胆固醇的器官，所以人们担忧 PCSK9 抑制剂这种强大的降血脂能力会影响脑组织对胆固醇的需求。但是，目前的研究证实在生理条件下，胆固醇和 PCSK9 都不能通过血脑屏障，PCSK9 抑制剂也不能通过血脑屏障。换句话说，脑组织有自己一套独立的胆固醇合成及代谢的系统，并不受外周药物的影响。

PCSK9 抑制剂在使用过程中的一些其他不良反应值得关注，比如流感样的症状、注射部位反应（红斑、瘀斑、疼痛等）、过敏反应等。如果在使用过程中出现了上述症状，应及时就诊，由专业人员进行处理。

PCSK9 抑制剂怎么用？

目前推荐依洛尤单抗 140mg 或阿利西尤单抗 75mg，每两周 1 次皮下注射，安全性和耐受性良好。

在临床工作中常常有患者会问："医生，我现在使用'降血脂肚皮针'血脂控制得很好，能不能一个月用 1 次，或者两个月用 3 次呢？"这是一个普遍且很重要的问题，PCSK9 抑制剂在使用过程中会出现异常应答的现象，通俗地说就是使用后血脂降低得不明显或者不降低，其中一个很重要的原因就是使用不规律。因此，如果医生认为你有使用 PCSK9 抑制剂的必要，就一定要按照说明书规律使用，这样才能达到预期的目标。

（杜明亮）

PCSK9 抑制剂的新成员：英克司兰

低密度脂蛋白胆固醇（LDL-C）是动脉粥样硬化性心血管疾病（ASCVD）的主要危险因素，降血脂治疗一直是心血管疾病治疗的核心。回顾降血脂疗法发展史，自 20 世纪 60 年代以来，经过半个多世纪的不断探索，降血脂药物不断丰富，从他汀类、胆固醇吸收抑制剂到 PCSK9 抑制剂，从口服到皮下注射，从每日用药到每月注射，现在推出了只需半年注射一次的 PCSK9 小干扰 RNA 药物英克司兰，它为血脂管理提供了新的治疗选择。

英克司兰问世

PCSK9 是目前降血脂领域研究的核心，诸多的药物研发围绕降低 PCSK9 水平展开。2009 年 PCSK9 单克隆抗体产生，最早研发出的是阿利西尤单抗和依洛尤单抗，经过一系列大型临床试验的检验，目前已在临床上广泛使用。这两种药物的剂型是针剂，每 2 周注射一次，可使血浆 LDL-C 水平降低超过 50%，并显著降低心血管事件的风险。

那有没有针对 PCSK9 这个靶点更优化的药物呢？经过科学家们不断探

素，2015 年，PCSK9 小干扰 RNA 诞生，其对 LDL-C 的降幅与 PCSK9 单克隆抗体相当且作用更持久，注射一剂疗效可维持半年。PCSK9 小干扰 RNA 药物——英克司兰最初于 2020 年 12 月在欧盟获批上市，用于治疗成人高胆固醇血症或混合型血脂异常；2021 年 12 月获得美国 FDA 的上市批准，并于 2023 年 8 月 22 日正式在中国获批，用于在他汀治疗基础上的成人原发性高胆固醇血症或混合型血脂异常患者。

作为全球首款也是目前唯一一款用于降低 LDL-C 的小干扰 RNA 药物，英克司兰开启了血脂管理的新时代，帮助心血管医生及患者以更便捷、更易依从的方式进行血脂的长期管理，提升患者生活质量。

英克司兰的作用机制

与上一节讲到的 PCSK9 单克隆抗体不同，PCSK9 小干扰 RNA 药物英克司兰是基于我们身体内自然存在的一个过程，叫作 RNA 干扰，专门降解肝脏中的 PCSK9 mRNA，从源头上精准阻断 PCSK9 蛋白的生成，这种蛋白是导致 LDL-C 升高的关键因素之一。研究显示，英克司兰可使 LDL-C 降低超过50%，其效果与 PCSK9 单克隆抗体相当，但作用更持久稳定，且安全性和耐受性良好。需要强调的是，RNA 干扰仅发生于细胞质中，小干扰 RNA 药物英克司兰并非基因药物，不会影响原有 DNA 序列或其他基因的表达。

英克司兰的常用方法

 在第 1、90 天起始皮下注射给药 2 次，此后每半年皮下注射给药 1 次维持。每次给药剂量为 284mg/1.5mL（预充式注射器）。注射部位首选腹部，也可选择上臂或大腿，不应在活动性皮肤性疾病或损伤部位注射本品。英克司兰对肝肾功能无影响，老年患者（年龄 ≥65 岁）无需调整剂量，有轻度、中度或重度肾功能损害者无需调整剂量；有轻度或中度肝损伤者无需调整剂量。但对于 18 岁以下未

> 成年人、严重肝功能不全（Child-Pugh C 级）、终末期肾病透析患者、孕妇及哺乳期女性，目前证据尚不充分，应谨慎使用。

该药物可单独使用或者与他汀类药物联合使用。对于那些他汀不耐受或有禁忌证的患者，英克司兰可单独使用，也可与其他降血脂药物联合使用。从 PCSK9 抑制剂单克隆抗体转用本品治疗的患者，为维持 LDL-C 的降低效果，建议在 PCSK9 抑制剂单克隆抗体末次给药后 2 周内给予本品治疗。此外，英克司兰在室温下即可稳定储存，不需冷藏，这进一步增加了其易用性。

英克司兰的常见不良反应及注意事项

他汀类药物作为降血脂治疗的基石，已有数十年历史，常见的不良反应包括肝酶异常、肌肉并发症以及新发糖尿病，这些不良反应大大降低了患者的依从性及治疗效果。那么同为降血脂药物，且降血脂能力更强，英克司兰是否会导致更多、更严重的不良反应呢？毕竟抛开安全谈疗效只能是纸上谈兵，无法应用于临床。从已公开发表的临床数据来看，英克司兰不良事件发生率与安慰剂相似，总体安全性良好，注射部位不良事件是目前观察到的唯一不良反应，包括疼痛、红斑和皮疹，均为轻度或中度且为一过性。英克司兰每年两次的用药频率也进一步降低了不良反应的发生率。

> 在血脂管理领域，英克司兰凭借每年两针的独特优势脱颖而出，可极大改善患者依从性，实现长久平稳的血脂达标，给降血脂治疗带来了突破性的改变，为我国血脂异常患者带来更多临床获益。该药物的给药周期与 ASCVD 患者随访周期一致，在访视时便可由医护人员给予治疗，不增加额外治疗负担，同时保证了依从性，使更多患者能从这种高效、安全、简便的创新降血脂疗法中获益。

（庄文文）

硝酸甘油：
从诺贝尔走向诺贝尔奖的奇妙旅程

 ……

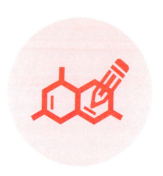

1864 年，31 岁的阿尔弗雷德·诺贝尔驯服了欧洲化学界一匹脱缰的野马——硝酸甘油，并在两年后将其制成了炸药（Dynamite）。从那以后，诺贝尔先生就如同坐上火箭般走上了人生巅峰。

我们要知道，硝酸甘油并非生来就是炸药，在它被用作攻击性武器的 17 年前，它是作为缓解心绞痛的药物被意大利青年化学家索布雷罗（Ascanio Sobrero）偶然合成的。

俗语有云"失败是成功之母"，那么对于医学研究而言，幸运则是成功之父。这句话用在硝酸甘油的发现者身上，再合适不过了。

索布雷罗最初合成的硝酸甘油是一种黏黏的、像浓鼻涕般的油状物，将其溶于酒精中服用，心绞痛就会偃旗息鼓。当大家都认为索布雷罗将成为心绞痛药物治疗的鼻祖时，意外却不期而至——索布雷罗在试图提纯这堆鼻涕样物质时，硝酸甘油发生了爆炸。

被炸得鼻青脸肿的索布雷罗缓过神来，重复自己的试验，又一次被炸得天翻地覆。他的失败并未阻止欧洲其他伟大化学家前进的脚步，硝酸甘油这匹脱缰的野马在欧洲遍地开花，炸得各大实验室鸡飞狗跳、鬼哭狼嚎。直到诺贝尔参与其中，才发明了使硝酸甘油稳定保存的方法。

我们需要搞清楚的是，诺贝尔并非硝酸甘油的发明者，他仅仅是靠生产硝酸甘油和制造炸药而发家致富的商人。诺贝尔本人也从未想过用硝酸甘油去挽救病人，反而是用它在战场上纵横捭阖、狂轰滥炸。

历史最终还是给这位欧洲的富豪开了个玩笑，晚年的诺贝尔心绞痛频繁发作，当医生为他开具硝酸甘油时，他断然拒绝了。他在写给朋友的一封信中说："医生竟然让我服用硝酸甘油，这实在是滑稽可笑。"

虽然诺贝尔没有接受治病救人的硝酸甘油，但作为药物，其工艺仍参照诺贝尔所发明的方法。虽然经加工的硝酸甘油安全系数大大增加，但自诺贝尔去世后的百余年内，其药理机制却一直未能被人熟知。

20世纪70年代，美国弗吉尼亚大学的药理学家穆拉德博士在研究中证实，硝酸甘油在体内能够分解出一氧化氮。同年，纽约的药理学家菲奇戈特和洛杉矶的药理学家伊格纳罗也在一系列极具新意的实验中发现，可以使血管松弛的因子就是穆拉德发现的一氧化氮。

三位天才科学家殊途同归，照理他们的研究方向相同，为抢占文章发表的先机，他们本应相互仇视。但他们三人并没有敌视对方，反而在1986年以后携起手来，共同解开了硝酸甘油扩张心脏血管机制的百年谜题。

凭借这一突破性研究，他们三人相聚在英格兰东南海岸的小镇，开始研究一种用于治疗心绞痛的新药。这一药物和硝酸甘油不同，不再是被密封在棕色玻璃瓶中的白色小药丸，而是一种易于保存的蓝色小药丸。

这一研究历时10年，耗资巨大，但新开发的药物对治疗心绞痛的效果却相当有限。按照药物临床试验的伦理要求，在试验被叫停以后，所有参与研究的志愿者需退回试验用药。药物研发史上最啼笑皆非的一幕出现在1997年，几乎所有参与试验的患者都不愿退回多余的药品，其中以中老年男性患者的态度最为强硬。

垂头丧气的穆拉德三人开始猜测这群志愿者不愿意退回药物，其中必有难以启齿的内幕。就在此种尴尬的时刻，竟然有志愿者来电，要求继续参加已被叫停的试验。在电话询问参与研究的志愿者时，他们得知了一个令人瞠目结舌的真相——虽然自己做的新药对心绞痛没有疗效，却意外地改善了患者的性功能。

凭借敏锐的商业嗅觉和缜密的科研思维，穆拉德三人立即调整研究方向，再次招募有勃起功能障碍的中年男性。仅一年的时间，他们就发现这种新药西地那非对于男性勃起功能障碍有特效，并于1998年获得美国FDA批准上市，商品名为万艾可。但似乎全世界的男人都愿意做它的小弟，并亲切地称呼它为"伟哥"。

　　穆拉德发明的西地那非在美国上市两个星期，医生就开出三万六千张处方，随后几个月更掀起一场世界性的狂潮。受硝酸甘油启迪被研发出来的药物，成为人类历史上最畅销的药品，甚至被西方一些人推崇为自避孕药面世以来的另一里程碑式的药物。

　　西地那非风靡全球的那一年，也就是1998年，诺贝尔奖委员会宣布，将该年度诺贝尔生理学或医学奖授予"万艾可之父"美国科学家穆拉德及其科研伙伴菲奇戈特和伊格纳罗。

> 这项荣誉的授予，并非是因为西地那非的功效，而是因为他们解开了困扰医学界长达百余年的硝酸甘油致血管扩张的机制之谜。一氧化氮作为信号分子被发现，为更多新药研发和疾病诊治，打开了一扇新的大门。

　　硝酸甘油是诺贝尔先生至死都不愿服用的药物，若他老人家在世，是否愿意将自己设立的奖项授予此三人呢？答案可能是否定的。

　　既然是假设，事情当然可以有另外一种结果。诺贝尔生理学或医学奖虽然是诺贝尔先生设立的，但自设立之日起，这一奖项便已属于全人类。看看诺贝尔的遗嘱就明白了：把荣誉与奖金授予作出了最有益于人类的重大发现的科学家。就算诺贝尔本人对硝酸甘油有成见，但面对一氧化氮这一重大发现，以科学之名，诺贝尔先生和三位"伟哥之父"也许会达成和解。

　　讲到这，我们似乎有了一种错觉：虽然诺贝尔生理学或医学奖已经肯定了硝酸甘油的作用机制，但如今它已经过时了。在新药不断涌现的时代，硝酸甘油仅仅是一个舌下含服以缓解心绞痛症状且没有身价和市场的寒酸药品。

　　和那些价格高昂的药品相比，硝酸甘油背后缺乏巨大财团的支持，自然也缺少能掀起腥风血雨的大型研究。但实际上，有关硝酸甘油的研究并未停止。

　　备受诺贝尔推广的"炸药"硝酸甘油，在毁灭性武器遍地开花的时代，悄然退出了历史舞台；作为"伟哥之哥"的硝酸甘油，也逐渐被人遗忘；但作为普通药品，硝酸甘油仍在默默地工作着，它变身为硝酸甘油软膏、硝酸甘油透皮贴，在治病救人的道路上，仍步履矫健，为此，我们倍感欣慰。

　　对于许多"明星"式的医生和药品，我想说：世界是你们的，也是我们的，但归根结底，是那些普通医生、普通药品的。默默无闻地走在治病救人一线的医生和药品，都理应得到我们的尊敬。

（孔令秋）

用好药改预后

多面手的洛尔类药物

在全球范围内，心血管疾病是导致死亡的主要疾病之一，影响着数以亿计的人。在过去的几十年里，医学和科学的进展带来了多种治疗方法，其中 β 肾上腺素受体阻滞剂（也就是洛尔类药物）的发现无疑是其中的亮点之一。这类药物不仅改写了心血管疾病的治疗历史，而且是药理学历史上重要的里程碑。

 在 20 世纪 50 年代，随着科学家们开始理解神经递质，如肾上腺素在心脏功能中的作用，β 受体阻滞剂的研发之路逐渐展开。1962 年，苏格兰药理学家詹姆斯·W. 布莱克研发出第一种 β 受体阻滞剂——普萘洛尔，这标志着 β 受体阻滞剂时代的开始。布莱克的这一突破性工作不仅为他赢得了 1988 年的诺贝尔生理学或医学奖，也为心血管疾病的治疗开辟了新途径。

从药理学角度来看，β 受体阻滞剂主要是通过阻断心脏和血管平滑肌上的 β 肾上腺素受体来发挥药理作用。从最初的高血压，到后来的心绞痛、心律失常，再到心力衰竭和心肌梗死后的长期治疗，β 受体阻滞剂都展现出了其在心血管疾病治疗中的多面性。特别是在心力衰竭治疗中，β 受体阻滞剂的作用经历了一番从被怀疑到被广泛接受的过程，如今已成为不可或缺的治疗药物。β 受体阻滞剂在心血管疾病治疗中的应用如下。

❶ **高血压**：β 受体阻滞剂通过减慢心率和降低心输出量，从而降低血压。它可以作为单药治疗或与其他降压药物联合使用，尤其适合交感神经兴奋性增高的患者，比如部分年轻高血压患者、心率较快的患者等。

❷ **冠心病**：β 受体阻滞剂通过减少心脏做功和氧气需求，帮助缓解心绞痛症状，而且能在急性心肌梗死后预防心源性猝死，改善心脏功能和预后等。

❸ **心律失常**：比如心房颤动，尤其是由交感神经系统过度激活引起的心律失常，β 受体阻滞剂可以帮助控制患者的心率。

❹ **心力衰竭**：β 受体阻滞剂能够改善心力衰竭患者的存活率和生活质量。β 受体阻滞剂会减慢心率，长期使用可以改善心脏功能和结构，减少心力衰竭相关的住院率和死亡率。

β 受体阻滞剂也有慎用情况，甚至禁忌证：

❶ **支气管哮喘和慢性阻塞性肺病（COPD）**：非选择性 β 受体阻滞剂可引起气道收缩，对于有支气管哮喘或 COPD 的患者，应避免使用或慎用。选择性 $β_1$ 受体阻滞剂可能是更安全的选择，但仍需在医生指导下使用。

❷ **糖尿病**：β 受体阻滞剂可能掩盖低血糖的警告症状，如心慌和颤抖，尤其是对于依赖胰岛素治疗的糖尿病患者，需要密切监测血糖水平。

❸ **周围血管疾病**：β 受体阻滞剂可能加剧手脚发冷、间歇性跛行等症状，应谨慎使用。

❹ **心动过缓**：β 受体阻滞剂会进一步降低心率，对于已有心动过缓的患者需要密切监测心率，尤其是休息时心率＜60 次 / 分的患者。

❺ **低血压**：由于 β 受体阻滞剂会降低心输出量，可能会加重低血压症状。

另外，如果存在严重的心动过缓，比如心率＜50 次 / 分，部分严重的传导阻滞（比如高度房室传导阻滞）等，或者目前存在严重的未受控制的心力衰竭，需要谨慎使用，且使用时应在医生密切的监控下进行。

总之，β 受体阻滞剂的发现和发展是现代医学史上的一个重要篇章。β 受体阻滞剂改变了心血管疾病的治疗策略，为数百万患者带来了希望。然而，正如任何强大的药物一样，正确和谨慎地使用至关重要。通过不断的研究和临床实践，医学界将继续深化对这类药物的理解，优化其在心血管疾病治疗中的应用。

在这个科学日益进步的时代，β受体阻滞剂的故事提醒我们，医学研究的道路充满了挑战和转折，但正是这样的过程推动了人类对疾病治疗认识的不断深化和发展。未来，随着新的发现和技术的出现，我们有理由相信，心血管疾病的治疗将会更加有效，患者的生活质量将得到进一步提高。

（惠慧）

普利／沙坦降压又益心

 ……

不少心力衰竭患者在出院带药或门诊看病时，会提出这样一个问题：自己血压也不高，为什么医生要开××普利（或者××沙坦、沙库巴曲缬沙坦、琥珀酸美托洛尔）这些降压药呢？甚至部分心力衰竭患者在服用以上药物后出现轻度血压偏低现象，虽然没有明显的不适症状，但患者还是自己停用了以上药物。

其实，很多患者只知其一，不知其二。虽然××普利（或者××沙坦、沙库巴曲缬沙坦、琥珀酸美托洛尔）这些药物有降压作用，会导致患者血压下降，但是对于心力衰竭患者来说，使用这些药物的目的不是为了降血压，而是为了阻止心衰的进一步加重，改善心脏的收缩功能，降低心力衰竭相关的住院率和死亡率，延长心衰患者的寿命。

心力衰竭是一个复杂的综合征，其特征是神经体液的激活。多年前，研究已证明，肾素－血管紧张素－醛固酮系统（RAAS）的激活在慢性心衰的病理生理机制中发挥着核心作用。然而，直到20世纪中后期，慢性心衰的治疗仍主要集中在纠正液体和电解质紊乱（利尿剂）和增强心肌收缩力（强心苷）

上。直到20世纪80年代后，作为RAAS抑制剂的代表药物——卡托普利（普利类药物的一种）才首次在心衰患者中进行了探索性研究，并取得了良好的效果。随后，对依那普利的研究证实，在标准治疗基础上，与安慰剂比较，依那普利可显著降低心衰患者的死亡率和心衰住院的风险。之后，各种沙坦类药物亦显示了类似的有益作用，如坎地沙坦、氯沙坦、缬沙坦等。普利类和沙坦类药物也成了心衰治疗史上第一类具有里程碑意义的药物。

在临床工作中，医生会根据每一位心力衰竭患者的具体血压和心率，给予不同剂量的抗心衰药物。《中国心力衰竭诊断和治疗指南2024》也建议患者从低剂量开始服用抗心衰药物，根据患者的药物反应逐渐加量，直到达到每种药物的目标剂量或患者可耐受的最大剂量，这样才能使患者接受最佳的药物治疗方案。

最后，我们回到之前的话题——降血压。普利类和沙坦类药物的确是非常常用的降压药物，但是请大家记住，降压药物有诸多的种类和品牌，它们大多能带来很好的降压效果，但医生需要做的是，在通过药物治疗取得最佳降压效果的同时，带来更多的心血管保护作用。比如，对于高血压合并糖尿病或者冠心病的患者，往往优先选择普利类或沙坦类的药物，这正是药物治疗的个体化原则。

（杨明）

新的里程碑：诺欣妥

"医生，诺欣妥这个药我没听说过，这是什么药？"
"医生，我之前吃的都是沙坦，周围朋友都在吃，为什么要换成诺欣妥？"

心力衰竭是心血管疾病的严重终末阶段，致死率高。随着人口老龄化和心血管疾病等危险因素的增加，心衰患者的人数逐年上升，其中急性心肌梗死后心衰患者更为常见。长期以来，普利类和沙坦类药物一直是心力衰竭治疗的基石。人们也对其相对熟悉。而诺欣妥作为近年来出现的新型药物，患者接受度相对较低，因此在门诊诊疗时我们经常会遇到患者对于诺欣妥的各种疑问。例如，有一位心梗后心衰的老年患者，他既往服用的是替米沙坦，且病情较为稳定，但相较于沙坦类药物，诺欣妥对他的心功能改善及延缓心室重构更为有益，故医生建议他换药，但该患者及他的朋友都在服用沙坦类的药物，对于诺欣妥有些不了解及不信任，所以我们向他详细地介绍了诺欣妥，以及该药在他目前心梗后心衰治疗中的必要性。

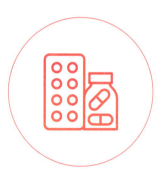

沙库巴曲缬沙坦（诺欣妥）是一种治疗心力衰竭的新型药物，是首个获批的血管紧张素受体 - 脑啡肽酶抑制剂（ARNI）。目前已经成为治疗射血分数降低的心衰（HFrEF）患者的一线用药，同时也是原发性高血压的常用药之一。与单一成分的药物（如替米沙坦）不同，诺欣妥是由脑啡肽酶抑制剂沙库巴曲和沙坦类药物缬沙坦按 1：1 摩尔比组成的新型药物。相对于传统的普利类和沙坦类药物，诺欣妥可同时作用于肾素 - 血管紧张素 - 醛固酮系统（RAAS）和利钠肽两套系统，具有扩张血管、降低血压、促进尿钠排泄等作用，起到协同强效降压、保护心脏功能的作用。各项研究表明，诺欣妥与传统的普利类和沙坦类药物相比，对其适应证的患者疗效更好，患者也更为受益。

2014 年 9 月，诺欣妥的研究成果发表在《新英格兰医学杂志》上。研究结果显示，与传统药物依那普利相比，诺欣妥能将心血管死亡或因心衰住院的风险降低 20%。这对于多年来缺乏有效治疗手段的心衰领域，犹如雪中送炭。2015 年 7 月，美国食品药品监督管理局（FDA）批准诺欣妥上市，用于心衰治疗。2016 年欧洲心脏学会发布的心力衰竭指南指出，诺欣妥可以改善射血分数降低的心衰患者的生存率，治疗效果较普利类药物更为显著。2017年7月，中国国家药品监督管理局正式批准该药在中国上市，用于治疗射血分数降低的心衰患者。《中国心力衰竭诊断和治疗指南2024》指出，对于所有NYHA心功能在Ⅱ～Ⅳ级的射血分数降低的心衰患者，应优先使用诺欣妥代替普利类或沙坦类药物，以进一步降低心衰的住院率及死亡率。

经过详细的讲解后，在前文中提到的心衰患者表示对诺欣妥有了一定了解，回家之后规律用药半年左右，复查心脏超声时，正如我们预期的一样，该患者的左心室射血分数较前提高了5%，同时左心室和左心房容积也较前减少，对于这样一个结果，患者表示很满意，也完全接受了诺欣妥。

那么，既然诺欣妥疗效如此之好，是否所有心衰患者都可以使用呢？

答案是否定的。所有药物都有利有弊，诺欣妥也不例外，也有它的禁忌证。一些特殊人群是禁止服用诺欣妥的，比如，对沙库巴曲或缬沙坦或任何辅料过敏者，有血管性水肿病史者，有双侧肾动脉重度狭窄者，有顽固性低钠血症、高钾血症（＞6mmol/L）、重度肝功能损害（Child-Pugh C级）、胆汁性硬化和胆汁淤积者，中晚期妊娠和哺乳期女性，2型糖尿病正在服用阿利吉仑者。此外，正在服用普利类药物的患者至少需停用36小时后才可服用诺欣妥。

在服药过程中出现的不良反应中，低血压是最常见的，发生率也最高，还有血管性水肿、肾功能损害、高钾血症等，所以用药期间需定期监测血压、肾功能、电解质等。另外，建议用药初期每两周去医院复诊1次，以评估用药的安全性及耐受性，及时调整药品剂量，逐步达到目标剂量或最大耐受剂量。病情稳定后可逐步延长随访时间，但仍建议每3个月进行一次全面的检查评估。

同时，正确服用诺欣妥也尤为重要。诺欣妥的用法不是一成不变的，需结合患者的血压及其他检查指标调整用药剂量，达到临床最大靶剂量后才可达到最好的治疗效果。例如上述患者刚开始服用诺欣妥的剂量为50mg，每日两次，经过定期检查评估，最后调整为 150mg 每日两次，最终达到了较为理想的效果。

 心肌梗死导致的心脏重构是导致心力衰竭的重要病因，预防心肌梗死后的心脏重构，进而避免心衰的发生，更是重中之重。很多患者误认为，只要植入冠脉支架就得到了治愈，甚至觉得是一劳永逸，而忽视了后续的药物治疗，导致其预后不良，发生再梗死或心肌梗死后心衰事件，这是我们医生最不想见到的结果。而沙库巴曲缬沙坦（诺欣妥）作为心衰的一线用药，值得我们去深入了解。

（何俊莹）

第四章 冠心病介入治疗篇

冠脉支架的发展历程

> 经皮冠状动脉介入治疗，简称"冠脉介入治疗"，是指在 X 线成像下使用导管技术对于存在严重狭窄的冠状动脉进行疏通，从而恢复心脏血氧供应的治疗方法，包括球囊扩张术、支架植入术等。其中，最被人熟知的就是支架植入术，俗称"心脏支架"。

冠脉介入治疗的发展历经 40 余年，大体分为四个阶段：第一阶段（1977—1987 年）裸球囊扩张时代；第二阶段（1987—2003 年）裸金属支架时代；第三阶段（2003 年至今）药物涂层支架时代；第四阶段（2013 年至今）可降解支架时代。

裸球囊扩张时代

1977 年，德国医师 Gruentzig 成功地实施了世界上第一例经皮冠状动脉腔内成形术（PTCA，俗称"球囊扩张术"），开创了冠心病介入治疗的新纪元。虽然这项技术在当时取得了一定进展，但由于扩张过程不可避免地造成动脉粥样硬化斑块的破裂和整个血管壁的损伤，容易导致急性冠状动脉血管闭塞，引发严重不良事件，包括术中、术后急性心肌梗死，心源性猝死。同时，这种扩张治疗后，狭窄部位容易出现斑块回弹、血管重构，再次狭窄的发生率也较高。因此，单纯球囊扩张术在现代冠脉介入治疗中已经非常少见，仅作为支架植入前后的辅助手段。

裸金属支架时代

为解决单纯球囊扩张术产生的问题，金属支架应运而生。有了金属支架的支撑，解决了单纯球囊扩张后弹性回缩，以及术中、术后急性闭塞的问题。但金属毕竟是异物，易引发冠脉管壁过度增生，导致支架内再狭窄。资料显示，金属裸支架再狭窄发生率高达 20%~30%。虽然金属裸支架有其不良反应，但血管壁可以更早愈合修复，包裹支  架，患者服用双联抗血小板药物的时间和剂量都比使用药物涂层支架的时间短和剂量小。所以到目前为止，某些特殊患者，例如合并急性冠脉综合征或近期需要做外科手术的患者，裸金属支架可能更为合适，但整体上已被新型支架所取代。

药物涂层支架时代

为解决裸金属支架易导致再狭窄的问题，一种把抑制血管壁平滑肌增殖的药物与支架结合的产物应运而生。植入这种支架后，短期内由支架径向支撑，维持血管管腔通畅，同时支架携带的药物慢慢释放，抑制血管扩张之后的细胞增殖，这就是目前临床使用最广泛的药物涂层支架。第一代药物涂层支架存在晚期（植入 1~2 年后）血栓形成的风险增加。第二代药物涂层支架全面优化，主要从支架材质、药物选择和涂层技术三个方面进行优化：第一个是支架材质，用镍钛合金或钴铬合金等替代不锈钢材质，支架的金属性能提升，使其变得更薄、更耐用；第二个是药物选择，用雷帕霉素及其衍生物替代紫杉醇，安全性更好，细胞毒性更低；第三个是涂层技术，目前的涂层技术有两种，一种是把药物与载体混合后涂于支架表面，此种技术在第二代药物涂层支架中最为多见，另一种是在金属支架上通过激光等方式打孔，把药物预装于支架内，支架植入人体后以较低药物浓度在一定时间内逐步释放，实现药物"定向、定时、定量"精准释放。基于上述三个技术难点的不断发展，直到今天，第二代药物涂层支架推动冠心病介入治疗进入了飞速发展的时代。近年来，第三代药物涂层支架开始应用，支架材质以铂铬合金或钴铬合金为主，涂层药物以依维莫司、西罗莫司等为主，预计为冠心病患者带来更好的治疗效果。

可降解支架时代

在门诊或病房查房时，经常有患者问我们："植入的支架以后还能拿出来吗？"多年前我们都会说："拿不出来了，金属的，终身携带。"其实，科学家和医生们很早就开始思考这一问题了：金属支架在完成支撑血管的任务后能不能不长期"滞留"在人体内呢？早在 2012 年，首款可降解支架就问世了，它采用聚乳酸材料，植入后会降解为乳酸单体，最终代谢为二氧化碳和水，实现"可降解"。但是，该支架需要 2～3 年时间才可完全降解，在未完全降解之前需要长时间服用两种抗血小板聚集药物，也就是意味着出血风险增加，同时其径向支撑力不足。当然，科学家们没有气馁，既要保证支撑力，又要保证可吸收性，还要尽可能变薄，涂层技术也要改进等一系列研究仍在不断开展，目前已有以镁或铁为基础的可降解支架。近几年，我国可降解支架的研发热情也非常高涨，迄今已取得了不错的成果。

伴随心脏介入诊疗手段及科学技术的不断发展，目前冠脉支架已经成为冠心病患者血运重建的主要治疗手段，越来越多的冠心病患者从冠脉支架这一技术中获得益处。然而，对于什么样的患者需要做冠脉支架，哪些患者可以从冠脉支架中获益，结合患者选择更优的介入治

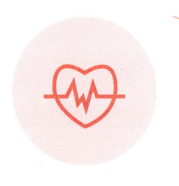

疗策略、支架类型等，需要心脏介入医生进行专业评估。但是"不治已病治未病"，笔者建议大家要重视冠心病的预防与治疗，把可控危险因素诸如吸烟、熬夜、血压、血糖、血脂等问题管理起来，尽量避免冠心病的发生与发展，这也是所有心血管医生所期望的。

（孙仕泽）

支架是如何被安装到心脏血管里的呢？

经皮冠状动脉介入术（PCI），也称为冠脉支架植入术，是治疗冠心病最有效的方法之一。通过这种微创技术，无需进行开胸手术，就可以在心脏血管内安装支架，以恢复正常血流。那么，冠脉支架是如何被安装到心脏的冠状动脉内的呢？以下介绍六个关键步骤。

第一步 术前准备与评估

在进行冠脉支架植入术前，医师会对患者进行全面的心脏健康状况评估，包括详细的病史收集，完善心电图、超声心动图等检查。这些检查帮助医师评估患者的心脏功能，并判断血管狭窄或阻塞的具体位置。此外，还要评估患者对造影剂是否过敏，以及肾功能是否正常，确保患者可以安全地接受造影剂注射。更重要的是，医师会检查桡动脉和股动脉的搏动情况，以判断是否能快速、准确地进行血管穿刺。

第二步 建立手术通道

手术在局部麻醉下进行。医师通常选择桡动脉或股动脉作为介入路径，一般优先选择桡动脉，因其路径简单，并发症发生率较低且患者的舒适度较高。通过选定的穿刺路径，医师会插入一根长而薄的导管，建立一条体内外的连通路径。

第三步 冠状动脉造影

造影导管到位之后，医师会通过导管注入含碘造影剂，并使用 X 线成像技术观察冠状动脉的状况。这一步是至关重要的，因为它提供了冠状动脉内部结构的清晰图像，帮助医师确定阻塞或狭窄的确切位置和严重程度。

第四步　导丝通过与球囊扩张

确定病变位置后，医师将一根非常细的导丝通过导管引入，使其穿过狭窄部位。随后，医师将一个小球囊沿着导丝推送到狭窄部位，并进行充气扩张。这一步旨在预先扩张血管，把斑块挤压在血管壁上（部分斑块碎屑可能会被血液冲向血管远端），为支架的顺利植入作准备。

第五步　支架的输送与释放

在球囊预扩张之后，装载在另一支球囊上的支架通过导丝输送到目标位置。在狭窄部位，对球囊再次充气，支架随之展开并牢牢贴合在血管壁上。支架完全展开后，球囊被放气并撤出，而支架留在血管内，以维持血管通畅。

第六步　术后造影检查与手术结束

在支架成功放置后，医师通常会进行最后一次造影检查，确保支架的放置正确，并且血流通畅。这一最终检查确保手术达到预期效果。随后，所有的工具被撤出，对穿刺点进行密封并进行适当的止血处理。

> 冠脉支架植入术是一项精密的医疗操作，它不仅可以迅速恢复冠状动脉的血流，还可以长期保持血管的开放性，显著改善患者的生活质量并提高生存率。

（惠慧）

术后在院期间护理注意事项

血管加压护理

 ……

冠状动脉介入诊疗技术包括冠状动脉造影术和经皮冠状动脉介入术。其中，冠状动脉造影术是诊断冠心病的"金标准"。目前，冠脉介入诊疗的常见途径有经股动脉途径或经桡动脉途径，其他的还有经桡动脉远端（鼻烟窝处）穿刺途径和经肱动脉途径。经过几十年的发展，冠状动脉介入诊疗技术取得了显著进步，但介入穿刺途径仍以股动脉和桡动脉为主。所以，我们重点了解一下经桡动脉途径和经股动脉途径的血管加压护理。

经桡动脉途径

与经股动脉途径相比，经桡动脉途径行冠脉介入诊疗因具有创伤小、并发症少、体位不受限、住院时间短等优势，而被广泛应用于临床中。

在早期的介入手术中，一般采用无菌纱布卷及弹力绷带包扎的方法来进行局部加压止血，但这种方法容易引发局部静脉回流障碍等问题。目前多使用专门的桡动脉压迫止血器进行止血，其对人体的局部伤害小，保持腕部制动即可，患者的舒适度也明显提高。

桡动脉压迫止血器的种类

桡动脉压迫止血器有多种，目前常用的有气囊充气式和螺旋式。

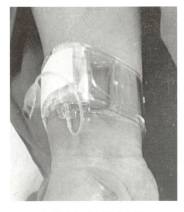 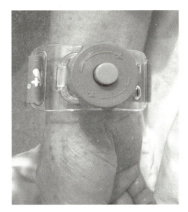

气囊充气式压迫止血器　　　　　　螺旋式压迫止血器

观察与护理

❶ 常规观察注意事项

● 若患者自述手臂发麻、胀痛，手有肿胀感，且手指青紫，提示加压过紧，应根据不同种类的加压器进行减压，注意边减压边观察有无渗血，并及时询问患者的感受。

● 若穿刺部位出现渗血或皮下血肿，提示加压器压力不足或位置不正确，应及时调整或者重新加压。

● 如果在短时间内臂围增大，提示有皮下血肿或静脉回流障碍的可能，需立即通知医护人员查找原因并给予对症处理。

● 术后使用止血器压迫，每 2 小时松开一次，一般持续压迫 4～6 小时后可撤除加压止血器。撤除后，在穿刺点局部给予无菌敷贴覆盖。若穿刺点局部无红肿，愈合良好，可于 2 日后撤除无菌敷贴。

● 穿刺部位不能碰水，也不能打湿。要是不小心打湿了，需尽快擦干或告知护士进行局部消毒处理，以免影响穿刺部位伤口愈合。

● 术后 3 日内不可应用手术一侧的上肢进行输液及测量血压。

❷ 前臂血肿的处理

前臂血肿可在术后立即发生，也可延迟发生。表现为局部肿胀、疼痛，甚至出现麻木感，局部皮肤温度升高、张力升高、压痛，甚至出现青紫、瘀斑、水疱。如血肿发展至上臂、颈部和胸背部，往往表现为严重的出血症状，如血压下降、血红蛋白降低。体型肥胖的中老年女性或长期服用糖皮质激素的患者，局部皮肤松弛，应警惕血肿向胸背部发展的可能。

● 当出现前臂血肿时，需测量肿胀最高处的臂围，并和健侧肢体进行比较。应对肿胀范围用记号笔进行标记，并通知医师处理，密切观察。

● 使用弹力绷带给予加压包扎时，应适度加压，避免血肿进一步扩大。注意患者有无疼痛、麻木、活动异常等缺血症状，一旦发生，应立即松解绷带减压。除弹力绷带加压包扎外，还可采用血压计袖带充气加压的办法。

● 可以给予药物局部湿敷，如活血化瘀的中药，包括三七、加味四黄散、芒硝、如意金黄散加食醋等，以及硫酸镁、水凝胶敷料、多磺酸粘多糖乳膏（喜辽妥）等西药药液、药膏外敷；24 小时内对局部进行冰敷，促使血管收缩，使出血量减少，每次冰敷 20~30 分钟，冰袋放置时应避免与患者皮肤直接接触，以免局部皮肤冻伤。

● 患肢进行制动，同时将其抬高至高于心脏水平，从而加快静脉回流速度，使水肿程度减轻。

● 肿胀臂围持续增大时，提示有活动性出血，应立即重新加压包扎。

● 每隔 10~15 分钟对患肢的肿胀程度、颜色、皮温等进行检查，并询问患者的感觉，判断血肿出血是否停止。

● 红光治疗仪局部照射可缩短创面愈合时间，减轻愈合过程中的疼痛感，具有消炎、消肿及镇痛等作用。

● 若血肿持续增大，患者疼痛难忍，皮色变紫，皮温降低，感觉麻木迟钝，常提示血肿压迫正中神经，需通知医师进行检查，可考虑穿刺或及时切开引流，以防止骨筋膜室综合征的发生。

活动时机与方式

❶ 择期行介入手术的患者，术后第 1 天即可下床如厕、擦脸、进食等基本生活活动（应避免使用穿刺侧上肢）。

❷ 撤除加压器的 1 周内，仍应避免穿刺侧肢体的剧烈活动，术侧上肢 1 个月内不能提重物，乘坐公共交通工具出行时不要用术侧手臂拉扶手，以免遇到紧急制动时术侧肢用力，日常生活中也不要使用术侧手臂用力支撑。

❸ 如病情允许，术后可以做一些肌肉收缩或非受累关节的活动，以减少术后疼痛及麻木的发生。

经股动脉途径

虽然桡动脉途径已经成为冠状动脉介入诊疗的主要途径，但股动脉途径仍是复杂病变和桡动脉途径操作困难的患者的重要选择。

股动脉压迫止血器的种类

股动脉压迫止血有多种方法，压迫止血器及闭合器也有多种，视手术医生的习惯而定。

观察与护理

❶ 常规观察注意事项

● 密切观察患者股动脉穿刺处伤口情况，一旦发现渗血、血肿，患者出汗或活动导致止血器松动移位，足背动脉搏动减弱或消失、足背皮肤温度降低等情况，需通知医护人员及时处理。

● 术后患者平卧 12 ~ 24 小时，术侧肢体制动，必要时可使用约束带，对侧肢体可以活动。术后 24 小时内咳嗽、打喷嚏时应轻压腿部伤口，以免因震动引起疼痛或出血。

● 一般 12 ~ 24 小时后可撤除加压止血器 / 带，撤除后穿刺点局部覆盖无菌敷贴，若穿刺点局部无红肿，愈合良好，可于 2 日后撤除无菌敷贴。

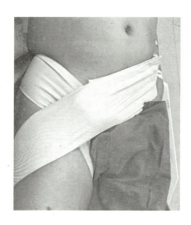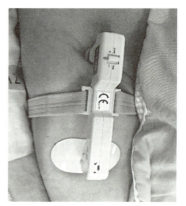

● 对于压迫止血较为困难的患者应延长压迫时间，对于出血量较大的患者应给予输血等措施。需密切注意患者反应，并增加巡视频次，发现异常需及时处理。

❷ 出现并发症的处理

深静脉血栓〉针对此类患者应叮嘱其术后尽早开展下床运动，并为患者提供合理的饮食指导，同时开展体位护理、按摩、针灸等康复护理。

腹膜后血肿〉发现异常及时处理，并在术后尽早完成相关影像检查，同时密切关注患者生命体征变化。

动静脉瘘〉在超声引导下对患者进行压迫处理，若治疗效果不能达到预期，也可进行介入治疗，帮助患者正确地完成诊疗后压迫止血。

假性动脉瘤〉对患者进行健康宣教，应加强术中股动脉穿刺及拔管后的压迫止血与加压包扎操作，同时密切关注患者的各项生命体征及血常规、凝血功能等检测结果。

活动时机与方式

❶ 术侧下肢制动 12～24 小时，根据情况撤除绷带后患者可自由活动。术后请家属准备好便器。第一次下床活动时注意防止跌倒。

❷ 患者术后 1 个月避免做深蹲、盘腿坐、跑跳等动作，也不可负重等。

> 不论是哪种穿刺途径，患者返回病房后均需密切观察压迫止血器的压迫部位是否准确。如果没有压到准确部位，可能会出现出血的情况，要特别注意；如果局部出现血肿、瘀斑，或者其他不正常现象，应及时联系医护人员，给予相应处理。值得一提的是，每个人的体质不一样，凝血速度也会有所不同，所以不同的人需要压迫止血的时间也会不一样，可以根据实际情况确认压迫时间，合理的压迫时间可以起到良好的止血效果。

（邹欣）

学会速看心电监护

心电监护仪是医院监护患者常用的一种精密的医学电子仪器，通过显示屏连续观察患者的心电、心率、心律、呼吸频率、血压、脉率、血氧饱和度等多项参数，是一种无创的监测方法，可长时间、实时、自动报告患者的各项指标。同时，医务人员能及时发现心电监护的变化并尽早采取相应的措施，为患者病情的诊治提供重要依据。

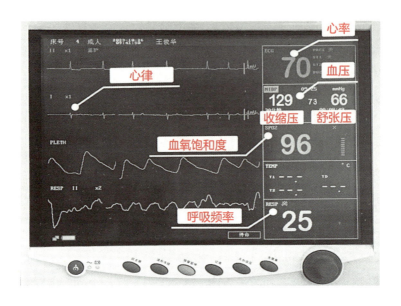

心律和心率监测

心律指心脏搏动的节律性，监护仪可自动监测发现心肌缺血、心律失常及电解质紊乱等临床状况。心率指心脏每分钟搏动的次数（bpm），在监护仪上可由心电波获得。正常成年人在安静状态下心率为 60~100 次/分，65 岁以上人群心率为 70~100 次/分。

心电监测注意事项	①监测期间尽量让患者保持平静，减少活动，取舒适的体位。如出现躁动不安的情况，要固定好电极，避免电极脱落及导联线弯折缠绕。若因出汗出现电极片粘贴不牢固的现象，需更换电极片，避免影响监护效果。
	②安放电极片部位的皮肤，如果出现瘙痒、疼痛等异常情况，应立即通知医护人员。

③定期更换电极片位置，防止皮肤过敏和破溃。导联线应避免与皮肤直接接触，防止皮肤受压导致压力性损伤。

④监护仪发出"嘀嘀"声是报警提示，护士在连接监护仪时根据患者的情况设置警报，以便及时发现异常情况，不能关闭报警声音。

⑤在心电监护仪 2 米范围内避免使用手机等移动通信设备，以减少电磁干扰对心电波形的影响。

⑥如果出现"导联脱落"字样，请及时与护士沟通。

血压监测

血压是判断病情轻重及危急程度的指标之一，为疾病诊断、治疗效果观察、康复过程监控和预后判断等决策提供了重要依据。无创血压监测（NIBP）在临床中具有非常重要的意义。

血压监测注意事项

❶ 监测过程中，保持情绪稳定，减少活动，禁止吸烟和饮用咖啡，不要憋尿。室内温度应适宜，在低温环境里测得的血压值略有升高；而高温环境下血压可略下降。

❷ 进行测量前，选择合适的血压袖带缠绕于上臂，袖带松紧适宜，一般以能伸入一指为宜。连续血压监测时，不能对袖带施加额外压力，否则血压值测量不准确。

❸ 应保证连接血压袖带和监护仪的充气管通畅，避免打折。

❹ 测压时，保证下图记号正好位于动脉波动之上，袖带位置应该与心脏保持同一高度。血压测量一般选择上臂，如上臂无法测量时，可测量前臂、大腿、小腿（足踝上 5cm 处）的血压。

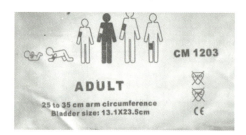

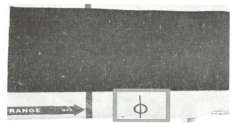

	收缩压（mmHg）	舒张压（mmHg）
正常值	＜120	＜80
正常高值	120~139	80~89
高血压	≥140	≥90
1级高血压（轻度）	140~159	90~99
2级高血压（中度）	160~179	100~109
3级高血压（重度）	≥180	≥110
单纯收缩期高血压	≥140	＜90
低血压	＜90	＜60

❺ 根据血压监测要求，设置测量间隔时间，避免过于频繁地测量血压，以免造成不必要的皮肤损伤。在频繁或长时间监护时，应确保袖带正确绑扎，并定期检查袖带部位和肢体远端，以避免组织缺血的发生。根据测量间隔时间适当放松血压袖带。

❻ 不要将袖带置于有动静脉瘘、正在静脉输液的肢体或任何循环不畅的部位，否则易导致导管周围的损伤。

❼ 对于有严重凝血障碍的患者，注意避免在肢体与袖带摩擦处出现血肿。

呼吸监测

呼吸监测（Resp）一般是指监测患者的呼吸频率和呼吸节律。

呼吸频率是指患者在单位时间内呼吸的次数，通常用次／分表示，胸部一起一伏为一次呼吸。平静呼吸时，成年人一般为 12～20 次／分，随着年龄的增长，呼吸频率呈下降趋势。

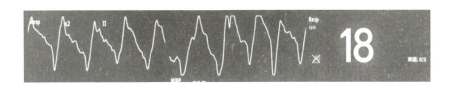

呼吸监测注意事项

❶ 监测时保持精神放松，避免紧张等情绪。

❷ 所在环境温度变化对呼吸监测的结果也有一定的影响，环境温度升高，可使呼吸加深、加快。

血氧饱和度监测

血氧饱和度（SpO_2）是反映人体血液中氧含量和呼吸功能是否正常的重要监测指标，可以使用监护仪连续监测每次搏动的血氧浓度。根据血红蛋白及

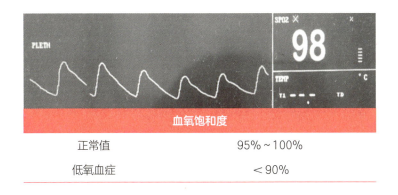

血氧饱和度	
正常值	95%～100%
低氧血症	<90%

其氧合形式对光的吸收特性，使用红光和红外光谱光电法，将光强度数据转换为反映血氧饱和度变化趋势的 SpO_2 百分比值，为临床病情变化提供直观的参考指标。

血氧饱和度监测传感器类型

可以根据不同的测量部位和患者类别，使用不同的血氧饱和度监测传感器。目前，临床上常用的是指夹式传感器，分为指套型和指夹型两种形式。如果患者指甲较厚或末梢循环较差时，应选用耳夹型。

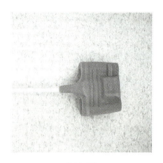

指套型 　　　　　　　　　指夹型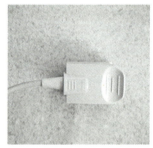

血氧饱和度监测注意事项

❶ 测量部位应避免与血压计在同侧肢体同时测量，以免监测结果不准确。

❷ 确保测量部位皮肤没有破损。

❸ 患者指甲过长、有污垢、灰指甲等均可影响测量结果，应避开此类部位，必要时去掉佩戴部位的彩色指甲油及装饰物。

❹ 传感器的红光和红外光要确保所有光线全部通过患者的组织。

❺ 每2~3小时检查1次测量部位，检查皮肤情况和探头是否正确佩戴，以免局部皮肤受损。若测量部位皮肤受损，应移动传感器到另一部位。至少每2~4小时更换1次测量部位，以免皮肤受损。

❻ 不能用力拉扯探头和导线，应妥善固定，以免导线缠绕患者；对不能配合的患者应给予适当约束。

❼ 应保护传感器及电缆不被尖锐物体损伤。

（邹欣　张秀芬）

术后居家注意事项

俗话说"三分治，七分养"，对于心内科疾病来讲，"养"多指的是规律用药及按时随诊。我们在临床工作中经常见到"同病不同命"的情况——因同样的病住院，接受了相似的治疗方法，但是当患者出院后却走向了不同的结局。大体上可分为三种：第一种患者能够谨遵医嘱，规律用药，按时进行定期随访，这类患者大多预后良好；第二种患者可按医嘱规律用药，但没有按时随访，这一部分患者中幸运的，预后也不错，而另一部分则错过了最佳的药物调整时期，造成了心脏不可逆的损伤；第三种患者是最危险的，既没有按医嘱规律用药，也没有定期随访，这类患者很容易出现突发的病情变化，甚至危及生命。

术后随访

我曾经有一位患者就是上述的第三种患者。因为心绞痛入院，完善冠脉造影后做了冠脉支架植入术。出院后，该患者并没有按要求服药。出院1个月后因亚急性支架内血栓形成入院，面对这样的患者真是让人又怜又气。对于冠心病支架介入治疗的患者，术后随访至关重要。一般在没有病情变化的情况下，要求患者在术后1个月/3个月/6

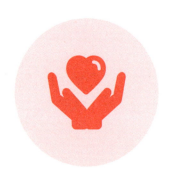

个月/1年进行随访。每个时间节点，医师观察的侧重点是不同的，所以一定要在规定时间按时随访，并且遵医嘱服药，切不可擅自停用或减量。

抗血小板类药物

动脉粥样硬化是导致血栓形成的基础病理过程之一，其特点是动脉血管壁发生病变，形成动脉粥样硬化斑块。当斑块变得不稳定，甚至出现破裂时，会触发血液中的血小板聚集，导致血栓形成，从而可能堵塞血管。因此，冠心病患者不可缺少的治疗就是抗血小板聚集。临床上常用的抗血小板类药物包括阿司匹林、氯吡格雷和替格瑞洛。通常支架术后1年内，多建议患者服用阿司匹林联合氯吡格雷，或阿司匹林联合替格瑞洛；对支架手术1年后的患者，医师会根据患者的实际情况选择单药抗血小板治疗。若无特殊情况，支架术后的患者不可轻易停用抗血小板药物，如有特殊情况，比如涉及外科手术等，临床上会根据实际情况给予相应的处理手段。此外，在临床工作中，常常有患者咨询我们，是使用氯吡格雷好还是替格瑞洛好。其实要从患者的实际情况出发，有的人服用氯吡格雷无效，也就是我们所说的氯吡格雷抵抗；有的人服用替格瑞洛会出现不耐受的不良反应，所以无论选择哪种药都要根据每一位患者的实际情况而定，没有绝对的好与不好。

降血脂类药物

冠心病治疗的第二大类药物，就是能降低低密度脂蛋白胆固醇（LDL-C）的药物，包括他汀类药物、依折麦布、PCSK9抑制剂。根据《中国血脂管理指南（2023年）》建议，特别是对超高危组患者，将LDL-C降至1.4mmol/L以下是预防动脉粥样硬化性心血管事件的关键。临床研究表明，LDL-C水平越低，动脉粥样硬化斑块越有

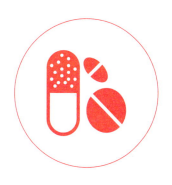

可能逆转。对于冠心病的治疗，血脂不容忽视，降血脂治疗是冠心病治疗的基石。

洛尔类药物

β受体阻滞剂，如美托洛尔、比索洛尔、阿罗洛尔等，不仅是降压药物，更在冠心病治疗中发挥重要作用。患者在急性心肌梗死后，即使没有高血压病史，在血压允许的情况下，医生也会开具β受体阻滞剂，其目的并不是降压，而是降低心肌耗氧量，减少心绞痛和心律失常的发生，并显著改善远期预后，降低死亡率和再住院率。在临床工作中，我们经常会见到心肌梗死合并心衰的患者在规范药物治疗后，已经变大的心脏恢复至正常范围。当然这不是一日之功，需要长年累月地坚持，以实现更好的康复效果。

冠心病治疗的第四大药物

培哚普利、贝那普利、卡托普利等普利类药物，厄贝沙坦、奥美沙坦、缬沙坦等沙坦类药物和诺欣妥（沙库巴曲缬沙坦）不仅有降压作用，而且对冠心病患者，尤其是急性心肌梗死患者尤为重要。我们可以把心肌想象成数万个运动一致的小人，当发生心肌梗死时，有些心肌小人因为缺血发生坏死，不能与大部队进行一致的运动，这种情况心脏超声常常描述为心室壁运动不协调，慢慢地发展为心脏重塑，表现为心室扩大、心肌纤维化等。因此，这类药物通过抑制心脏重塑，改善心脏功能，保护肾脏，甚至改善心血管病患者的远期预后，从而帮助预防心脏变形。另外提出一点，普利类药物比较常见的不良反应是咳嗽，如果应用这类降压药物后出现刺激性干咳，需咨询医生，考虑更换药物。

以上所讲的主要是冠心病支架术后的药物治疗。当然，冠心病术后的康复不单单要把药物用好，还包括适当锻炼、保持良好心态、健康的生活方式等。希望通过这篇文章能够带给更多人健康的意识，使大家对冠心病有更深刻的认识，有勇气、有信心战胜疾病，提高生活质量。

（孙丽丽）

冠脉支架植入常见问题集锦

冠脉支架植入术需要开刀吗？

冠脉支架植入术是一种微创手术，不需要开刀。植入支架的路径一般是上肢的桡动脉或下肢的股动脉，整体创伤较小。术后只需要使用加压带压迫穿刺点即可，压迫时间根据穿刺路径和术式而定，一般只需数小时。

手术成功后，支架还会脱落吗？

一旦成功植入支架，支架会和冠状动脉的血管壁紧紧贴合，一般永远不会脱落。

支架会移位吗？

成功植入支架后，支架和血管壁会紧密贴合，并不会移位。即使是突然的体位变化或用力咳嗽等，也不会引起支架移位。

支架有保质期吗？需要定期更换吗？

支架没有保质期，可以终身使用，无需定期更换。

冠心病患者都需要进行支架治疗吗？

当然不是，需要医生评估。有的患者不需要支架治疗，改善生活方式并进行药物治疗即可；有的患者必须植入支架，比如大多数急性 ST 段抬高心肌梗死患者。

⁉️ 支架能治愈冠心病吗？

冠心病是终身性疾病，支架植入术只是治疗冠脉管腔狭窄最有效的方法之一，积极地改善生活方式和药物保守治疗才是基础。

⁉️ 支架手术后，能做磁共振（MRI）检查吗？

磁共振就是一种高强度的磁场，可能对金属材质的植入物产生影响。但随着技术的进步、支架材质的改良，一般来讲，3.0T 及以下场强的磁共振对目前市面主流的支架影响不大。当然，在磁共振检查之前，一定要咨询医生，以免发生不良事件。

⁉️ 支架手术后，能做 X 线、CT 检查吗？

可以检查，没有影响。

⁉️ 支架是用什么材料做的呢？

支架是由金属制成的，早期有不锈钢材质的，现在有钴、铬、镍等合金材质。

⁉️ 支架是金属的，会把血管扎破吗？

支架是由特制金属材料编织而成的闭合型网状结构，并无尖锐的凸起，所以一般不会扎破血管。

⁉️ 冠脉支架植入术是最昂贵的手术之一，有人说十万元一个支架，是真的吗？

当然不是。冠脉支架上市早期，费用的确较高，不计手术费及其他手术材料费，单支架就需要三四万元。如今的支架及辅助材料价格明显下降，并在"集中采购"的大背景下，一般一枚支架的费用在 500～1000 元。

⁇ 为什么都是植入一个支架，有的人花了两三万，有的人却花了五六万元呢？

心脏介入手术，在植入支架前后，都需要除支架以外的其他器材，如导丝、导管及球囊等，帮助建立支架植入路径，辅助支架和血管壁更好地贴合。再者，每个患者的病变位置、血管狭窄程度不同，需要的材料亦不同，有的人可能只需要 1 个球囊，而有的人可能需要 2~3 个甚至更多的球囊和其他辅助器材。

⁇ 冠脉支架在医保报销范围内吗？

冠脉支架及其他手术器材，基本都在医保范围之内，全国各地的报销比例不完全一致。在大连地区，城镇医保患者的支架报销比例 50%~70%。详细的报销政策和比例，建议患者咨询当地医保部门。

⁇ 生物可降解支架靠谱吗？

目前市场上的确有部分品牌的生物可降解支架，主要材料为高分子材料。但生物可降解支架并不是目前的主流应用，因为其对血管病变有较高的要求，多只适用于简单病变、短病变、预处理充分的病变等，具体需要咨询医生。

（惠慧　赵岩）

第五章

冠心病搭桥治疗篇

冠状动脉搭桥术的历史

 ……

简单来说，冠心病就是由于冠状动脉严重狭窄或闭塞导致的心肌供血供氧不足，从而影响心脏功能。为了让缺血的心肌得到良好的供血，医学家们为之进行了不懈的探索，发展出两种手术方式，即经皮冠状动脉介入治疗和冠状动脉搭桥术，也就是所谓的"支架"和"搭桥"。

我们俗称的"心脏搭桥术"，全称叫冠状动脉搭桥术或冠状动脉旁路移植术（coronary artery bypass grafting，CABG）。顾名思义，"冠状动脉"指的是心脏的供血血管；"旁路"是指让血液绕过狭窄或闭塞的部分，到达缺血部位远端，也就是在主动脉根部和缺血的冠状动脉之间架起一座畅通的"桥"，改善心肌血液供应，来缓解心肌缺血的症状；而"移植"指的是取患者本身的血管（如胸腔的内乳动脉、下肢的大隐静脉等）作为"桥"。冠状动脉搭桥术是目前国际上公认的治疗冠状动脉狭窄、心肌缺血最有效的方法之一，至今已有近 60 年的历史。

1962 年，David C. Sabiston Jr. 医生完成了世界首例大隐静脉（great saphenous vein，GSV）冠状动脉搭桥术，但患者在术后 3 天死亡。1964 年俄罗斯心外科医生 Vasilii I. Kolesov 首次进行了胸廓内动脉（internal thoracic artery，ITA）冠状动脉端侧吻合术。

1966 年，真正迎来了冠状动脉搭桥术的春天，美国克利夫兰诊所的 René Favaloro 在克利夫兰诊所成功完成了利用 GSV 的 CABG，并确立了正中开胸、血管端侧吻合等技术细节。1967 年，René Favaloro 医生开始用 CABG 治疗冠心病患者，在之后三四年的时间里，共进行了约 1000 例

CABG。这位医生后来被医学界公认为"冠脉搭桥之父"。

1970 年，世界心脏病学大会在伦敦召开，在 René Favaloro 医生的倡导下，多数学者和医生开始相信，冠状动脉搭桥术可以预防冠心病患者的心源性猝死并延长其寿命。

我国的冠状动脉外科手术也在这一时期开始萌芽。1973 年，中国首例选择性冠状动脉造影在上海第一医院中山医院完成。1974 年 11 月 8 日，阜外医院的郭加强教授为一位 50 多岁的冠心病患者成功施行了 CABG，开创了我国冠心病外科治疗的先河。

20 世纪 90 年代以来，随着心血管疾病诊治水平的提高和冠状动脉造影的普及，CABG 数量显著增加，手术质量也有了显著的提高。截至 1998 年，全国已有 50 多家医院可以开展 CABG，并且 CABG 中的旁路移植血管也从单纯的大隐静脉（GSV）旁路血管，进展为胸廓内动脉（ITA）、桡动脉（radial artery，RA）、胃网膜右动脉（right gastroepiploic artery，RGA），并且 CABG 联合其他心脏手术，如颈动脉内膜剥脱术，也在顺利开展。

近年来，随着微创理念的发展，如腔镜获取旁路移植血管技术、小切口 CABG、CABG 联合经皮冠状动脉介入治疗（percutaneous coronary intervention，PCI）的杂交手术、胸腔镜辅助下 CABG、机器人 CABG 等新型微创技术百花齐放，为冠心病患者的外科治疗提供了更多微创、个体化的选择。

冠状动脉搭桥术的方法及适应证

冠状动脉搭桥术的方法

冠状动脉搭桥术主要分为以下两种手术方式。

体外循环下搭桥手术（on-pump/ 停跳下冠脉搭桥手术）

通过体外循环机临时代替心肺功能，术中心脏处于停止搏动的状态。体外循环冠脉搭桥手术的优点包括心脏完全停跳，操作视野清楚，血管吻合操作简便且缝合确实，心脏可以最大范围地搬动，以实现对所有病变冠脉的充分再血管化治疗。术后患者的心肌可以获得更充分的血液供应，从而提高生活质量。该手术的缺点在于必须使用体外循环，这对患者的心、肺、肾功能均构成挑战。对于老年并发肺、肾疾患的患者，容易引起呼吸功能不全，延长呼吸机辅助时间，还可能需要气管切开，同时易并发肾功能不全，增加需要透析的风险。随着体外循环和心肌保护技术的成熟，以及围术期处理经验的提升，体外循环所造成的损伤已经很轻微，其早期和远期疗效均获得了广泛认可。

非体外循环下冠脉搭桥手术（off-pump/ 不停跳下冠脉搭桥手术）

即在心脏搏动的状态下，通过特殊的器械固定冠脉狭窄部位的心肌，实现心脏整体搏动的同时局部心肌细微颤动，在这种情况下进行冠脉搭桥术。该手术免除了体外循环操作，对术者的技术要求较高。其优点是手术创伤小，术后恢复快，且并发症更少，尤其适用于高龄、心功能低下、肝肾功能不全、升主动脉钙化、有出血倾向及脑卒中后遗症等体外循环高危患者。

但是，关于 on-pump 和 off-pump 手术的最终选择需要综合考虑个体病例的情况和术者的偏好。

冠状动脉搭桥术中的桥血管选择及特点

在冠状动脉搭桥术中，选择合适的桥血管至关重要。通常，桥血管的材料来自患者自身的血管，主要包括左胸廓内动脉、桡动脉和大隐静脉等。

大隐静脉　最早用于冠状动脉搭桥术的血管，其优点是丰富的使用经验、操作难度较小、取材方便且长度适宜，适合连接任何目标血管（医学上称为靶血管）。然而，其远期通畅率较差，尤其是与动脉桥血管材料相比，有报道显示其 10 年通畅率在 50% 左右。但在紧急情况下，静脉桥通常是首选的搭桥材料。

左胸廓内动脉　目前最常用于搭桥的血管，被誉为搭桥手术的"金标准"血管，其非常适用于左前降支的搭桥手术，远期通畅率很好，有报道其 20 年的通畅率可达 80%。

桡动脉　长度适宜且为动脉，非常适合用于搭桥手术。尽管存在一些近期痉挛等问题，且操作难度稍微高于大隐静脉，但目前的研究证据倾向于认为，其远期效果方面优于大隐静脉。

其他动脉，如右胸廓内动脉、胃网膜动脉、腹壁下动脉、脾动脉、肩胛下动脉、旋股外侧动脉降支和尺动脉等，也具有使用的价值，尤其是在二次搭桥或全动脉化搭桥中，右胸廓内动脉和胃网膜动脉的使用较为频繁。

虽然有了这些桥血管的基本认识，但在临床上具体选择时，需综合考虑患者的年龄、病变程度、病变部位以及其他合并疾病等因素。每个患者的情况都需要由外科医生甚至心脏团队评估，以便与患者共同作出最优选择。

冠状动脉搭桥术的适应证

一般来说，当冠状动脉管腔狭窄低于 50% 时，对血流的影响不大，药物治疗即可达到满意的效果。然而，当狭窄程度达到 75% 时，血流受到明显影响，可能引起心绞痛症状，此时需要考虑进行经皮冠状动脉介入治疗（PCI）或冠状动脉搭桥术（CABG）。目前，PCI 已经成为冠心病治疗的主流方法，适用于单支或多支冠状动脉的局限性狭窄。对于介入治疗困难或风险较大且远端血管条件良好的冠脉，可选择搭桥手术或支架与搭桥结合的杂交手术。

 对于合并左主干和（或）前降支近段病变、多支血管病变的稳定型冠心病患者，应根据 SYNTAX 评分和 SYNTAX Ⅱ 评分评估中远期风险，以选择 PCI 或 CABG 治疗。SYNTAX 评分是一种根据冠状动脉病变解剖特点进行危险分层的积分系统，为手术方式的选择提供依据。根据 2016 年发布的《中国经皮冠状动脉介入治疗指南》，评分 ≤ 22 分的低危左主干病变和三支病变患者建议首选 PCI 治疗；评分在 23～32 分之间的中危左主干病变患者可以选择 PCI 或 CABG；评分 ≥ 33 分的患者更适合选择 CABG。

支架手术和搭桥手术是治疗冠心病的两种不同手术方式，适用的病情不同，不存在优劣之分！选择适合的手术方式主要依据冠脉造影结果，该结果能清晰显示冠状动脉的狭窄情况。轻度病变患者，尤其是仅累及单支冠脉或病变局限者，通常优先考虑支架手术，这种手术方式采用局麻、微创，创伤小，恢复快。但在以下几种情况下，患者可能需要进行搭桥手术。

❶ 冠状动脉造影证实左主干病变或有严重三支病变（冠脉三支血管——左前降支、左回旋支和右冠状动脉，均有严重狭窄性病变）的患者，这类患者如不及时手术，猝死风险极高，且介入支架治疗风险大及远期预后不佳。

❷ 介入治疗（单纯球囊扩张术和支架植入术）失败或 CABG 术后发生再狭窄的患者。

❸ 心肌梗死后伴有心肌破裂、心脏压塞、室间隔穿孔或乳头肌断裂导致的二尖瓣严重关闭不全者，需紧急进行搭桥手术或在全身情况稳定后再行手术。

❹ 心梗后室壁瘤形成者，可行单纯切除或同时行搭桥术。由于陈旧性心梗范围大，引起心脏扩大、心功能不全，即使未形成明确室壁瘤，也可在搭桥同时行左心室成形术。

❺ 伴有心衰的冠心病患者，需要完全再血管化，才有利于缺血心肌恢复，远期效果更好，生存期更长，而介入支架难以达到此效果，因此首选搭桥术。

❻ 糖尿病患者多数为冠脉串珠样改变，病变长，阻塞重，介入治疗效果差，搭桥手术成为更佳选择。

❼ 若患者冠状动脉存在多支、多处狭窄程度大于 75%，选择支架植入术需植入多个支架，风险大、技术要求高，费用也较高。同时，对于冠状动脉远端及分支狭窄，支架难以到达病变部位，建议行搭桥术。

简而言之，相对简单的病变可选择介入支架，而复杂的病变则建议选择搭桥术。具体选择应依据患者的血管造影结果，建议咨询专业的心脏科医生，甚至进行多学科会诊。

冠状动脉搭桥术的术后注意事项

冠状动脉搭桥手术的术前和术后注意事项非常重要，涉及众多方面，患者需要严格遵循医嘱，包括控制好血压、血糖，严格遵医嘱服药，定期复查，并保持适当的身体活动等。注意事项主要分为术后早期院内的注意事项和出院之后的远期注意事项。

术后早期（围手术期）注意事项

- **一般情况监测**：包括实验室检查结果、术后超声心动图检查、X 线胸片。同时，需评估患者的术后切口疼痛、睡眠和营养状态，以及下肢的肌力和耐力情况。

- **神经系统并发症**：关注患者可能出现的术后谵妄、焦虑、抑郁等症状。非药物治疗，如呼吸训练、疼痛管理、睡眠管理和早期活动，可作为预防和治疗术后谵妄的一线干预措施。

- **呼吸功能**：从术后第 1 天起就鼓励患者进行呼吸训练，一直坚持至出院。①对于需改善通气功能、提高通气效率和肺功能的患者，可进行腹式呼吸、缩唇呼吸和深呼吸训练，也可配合使用呼吸训练器，增强呼吸肌力量。②对于有痰液潴留、肺不张的患者，可在保护伤口的基础上，采用气道廓清技术。若咳嗽未达到目标效果，可结合体位管理和胸廓震颤辅助进行咳嗽与呼吸训练。③对于心肺功能需改善的患者，可以加强体位管理，结合术后早期活动，提高摄氧量与肢体活动能力，减少并发症。

- **体位与活动**：卧床期间，定时进行双下肢踝泵运动，可以防止静脉血栓、足下垂等并发症；双上肢进行屈肘、双臂上举等锻炼，促进静脉回流。如果病情允许，患者应尽早下床活动。

- **胸骨愈合及感染的预防**：①在最初的 3 个月内，勿抬举超过 5 千克的物品。伤口恢复大约需要 6 周，胸骨愈合大约需要 3 个月（个体亦有差别）。在此期间，尽管胸骨不会因轻微活动而裂开，但是依然有必要对其进行保护。在恢复期内，要避免过大牵拉胸骨的活动，如举重物、抱小孩、移动家具等，这些动作可能造成胸骨错位或钢丝松动。**患者自认为可以承受的重量，伤口不一定能耐受。**合理的运动应该是既不伤害胸骨，又使上肢肌肉保持一定的张力，同时避免肩部僵硬。如果感觉局部疼痛、胸骨移动增加，或有分泌物从伤口局部流出，或伤口局部红肿增加，应尽快前往医院就诊。② CABG 患者应采取综合措施以减少胸骨切口感染。对胸骨切口感染的原因分析表明，2 型糖尿病、肥胖、心功能不全、心力衰竭、慢性阻塞性肺疾病与胸骨切口感染密切相关。另外，胸骨劈开时胸骨两半不对称，偏差 ≥ 10%，也是导致胸骨感染的重要因素之一。在这种情况下，常有胸骨对合不良，切口间易出现积液而造成感染。

- **心律失常**：心律失常是冠状动脉搭桥术后较为常见的并发症，多见室上性心动过速或房颤，亦可见室性期前收缩。其与患者的术前病变程度和范围、手术对心肌和心功能状态的影响，以及术后血气和电解质改变等因素有关。

- **低心排血量综合征**：部分患者可能会出现低心排血量综合征，尤其是那些术前心功能差或并发肺动脉高压的患者。这种情况可能由多种因素引起，包括手术中复杂的病变、过长的手术时间等。这些因素可能导致心肌保护不充分和心肌缺血的纠正不足，进而引起术后心排血量下降。患者可能出现低血压、心率增快及四肢湿冷等症状。面对这些症状，临床医生应该及时加用肾上腺素或多巴胺等药物，改善患者低排血量状态。

注意抗血小板药物的使用	❶ 术前每日服用阿司匹林的患者，应继续服用至手术当日，以减少缺血事件发生。
	❷ 急诊 CABG 患者，应在手术前至少 24 小时停用氯吡格雷和替格瑞洛，以减少出血风险。
	❸ 在接受 CABG 的患者中，建议在手术前停用短效糖蛋白 IIb/IIa 抑制剂（依替巴肽和替罗非班）4 小时，停用阿昔单抗 12 小时，以降低出血风险。
	❹ 择期 CABG 且尚未服用阿司匹林的患者，不建议在术前 24 小时内开始服用阿司匹林（100～300mg/ 天）。

术后远期的注意事项

健康的生活方式	接受 CABG 后，为了防止或延缓冠状动脉病变及桥血管的阻塞，确保手术的长期效果，出院后的护理指导和定期随访至关重要。这些措施有助于监测患者的心脏功能及全身恢复情况，并在生活和治疗方面适当调整，帮助患者培养健康的生活方式。
	❶ 规律生活：术后患者要养成良好的生活习惯，保持乐观的心态，避免出现大的情绪波动，绝对戒烟，限制饮酒（每天酒精摄入量不超过 15 克），宜饮用白开水，少饮用含糖量高的饮料。
	❷ 合理饮食：建议患者采用低盐低脂饮食，适量摄入高质量蛋白质，多吃绿色蔬菜和新鲜水果。忌食用会引起神经系统兴奋的食物，如酒、浓茶、咖啡等。

规律服药

患者应遵医嘱按时、定量服药，不能随便停药或调整用量，并且应注意观察药物的副作用。CABG 后的药物治疗非常重要，它可以帮助患者进行二级预防。而患者的依从性在很大程度上决定了药物治疗的效果。患者对于药物的认知和态度是影响依从性的关键因素之一。如果患者对药物的作用机制、可能出现的不良反应有深入了解，他们在服药过程中会更有针对性地关注自身情况。此外，个人的经济情况、社会因素和社会关系等，都会影响患者按照指南规范使用药物的情况。规范的药物使用依赖于患者坚持随访，鼓励患者参加心脏康复项目和接受长期随访，以改善患者的药物依从性并控制危险因素。

手术切口的管理

❶ 术后 3 个月内避免胸骨受到较大的牵张，不要做扩胸运动、抱小孩和提重物。

❷ 术后一段时间伤口周围不同程度的疼痛属正常现象，但若伤口出现严重疼痛、红肿或有分泌物流出，应尽快去医院就诊。

❸ 拆线后 1 周左右，若伤口愈合良好，可用清水清洗伤口局部；不要在伤口局部用清洁剂、爽身粉、润滑油及酒精类产品。

❹ 取大隐静脉的患者在休息和坐位时要抬高下肢，以利于减轻腿部不适或肿胀。

血压及心率管理

70%～80% 的 CABG 患者合并高血压，CABG 术后患者建议进行降压治疗。血压目标值为 < 140/90mmHg，心率60～80 次 / 分，可依据患者情况进行个体化治疗。

心理干预

从入院开始，应对患者进行持续的心理干预。术前向患者解释CABG 手术对身体和心理的影响，减少患者对 CABG 手术的过度焦虑和抑郁，帮助患者接受并适应现阶段的心理状况。心理干预以心理疏导为主，由受过专业训练的人员进行。同时可指导患者进行冥想训练和放松训练，帮助患者减轻压力。鼓励患者听正念音频，保持积极的情绪。对于有严重心理问题的患者，可转介至心理咨询师或精神科医师处，进行专业治疗。

适当运动

CABG 术后患者可适当地参加运动，有助于心功能的恢复，可对全身的血液循环起到促进作用。但运动的方式和强度应根据术前的身体状况、运动习惯、术后的心功能状况和所处的环境而定，最好进行有氧运动。此外，在运动时，最好随身携带硝酸甘油等急救药品，一旦在运动时出现胸闷、胸痛、头晕、气促等不适症状，应立即停止活动，含服硝酸甘油片或及时到医院就诊。

定期复查

CABG 术后要定期复查，一般来说，患者出院后 1~3 个月要进行 1 次复查，以便手术医师详细评估患者的心功能状况和用药情况。6 个月时，进行一次全面体检，包括心电图、超声心动图、X 线胸片，甚至冠状动脉造影检查。如果患者病情平稳，可逐渐延长复诊时间，最好一年复查一次，但一旦病情有变化，应随时就诊。

（庄熙晶　高洋）

第六章

心脏的营养处方

营养成分与心脏健康

数十年来，饮食营养与心脏健康之间的关系备受关注。研究从重视特定营养素（如胆固醇、饱和脂肪酸、硒和维生素 B_1 等）对心脏健康的影响，逐渐拓展到关注饮食模式（如地中海饮食、DASH 饮食、东方健康膳食模式、间歇性禁食、生酮饮食等）对心脏健康的潜在益处；从关注饮食营养与动脉粥样硬化性心血管病（ASCVD）的直接关系，深入到研究如何通过饮食营养降低 ASCVD 的危险因素，包括血脂异常、高血压、肥胖、糖尿病、高同型半胱氨酸血症等；研究视野从中老年人高发的心血管疾病的关系，扩展到胎儿时期的营养状况对成年后心脏健康的影响。此外，除了预防心脏病，还关注营养素（如鱼油、辅酶 Q10 等）在心脏病治疗中的作用。到目前为止，医学界已经形成了关于饮食营养与心脏健康的多角度、多层次、多方面的系统性认识。

脂类与心脏健康

胆固醇

在人体内，胆固醇是细胞膜的重要组分，也是类固醇激素（如性激素）、维生素 D 及胆汁酸的前体。但血液中过多的胆固醇，尤其是低密度脂蛋白（LDL）中的胆固醇，是造成 ASCVD 的主要原因之一。血液中的胆固醇大部分（约 2/3）来自肝脏合成，少部分（约 1/3）来自食物在肠道的消化吸收，但个体差异较大。胆固醇在肉类、奶类和蛋类等动物性食物中广泛存在。早期的研究认为，饮食摄入过多胆固醇会导致血液中胆固醇异常升高，并增加 ASCVD 风险，所以健康饮食一定要限制胆固醇摄入，每天不要超过 300mg。

但是，最近十多年来更深入的研究推翻了这个结论。在正常情况下，前述血液中胆固醇的两种来源之间存在协调机制，此消彼长，可使血液胆固醇水平保持稳定。即正常情况下，饮食摄入的胆固醇并不会导致血液中胆固醇异常升高，也不会增加 ASCVD 风险，所以健康人群无需限制胆固醇摄入。

不过，对于血脂异常，尤其是患有高胆固醇血症的人而言，饮食中胆固醇摄入量还是要限制的。《中国血脂管理指南（2023 年）》中建议，高胆固醇血症患者，饮食中胆固醇摄入量应＜300mg/ 日。因为蛋黄中普遍含有大量胆固醇，一个鸡蛋（以 50g 计）约含有 290mg 胆固醇，所以血脂异常者应该限制蛋类（蛋黄）摄入。2019 年，美国心脏协会（AHA）发布的科学建议中指出，鸡蛋与心血管病风险无明显关联，对于健康人而言，每天吃一个鸡蛋是合理的，每天吃两个鸡蛋是可以接受的。但对于血脂异常的人，尤其是伴有糖尿病和有心力衰竭风险的患者而言，鸡蛋每天不要超过一个，其他高胆固醇食物也要限制。除鸡蛋外，动物内脏、肥肉、奶油和鱿鱼等也含有较多胆固醇。

值得注意的是，蔬菜、水果、谷类、豆类、坚果和植物油等几乎所有植物性食物都不含胆固醇。而且，全谷物、豆类和坚果等食物中含有植物固醇（又称植物甾醇）。植物固醇的化学结构与胆固醇十分相似，但不会导致血液胆固醇水平升高，而且在肠道吸收过程中存在竞争关系，植物固醇可抑制胆固醇吸收，同时增加胆固醇排泄，对降低血液中胆固醇水平是有益的。

反式脂肪酸

反式脂肪酸是指在分子结构中双键两侧的氢原子位置相对的不饱和脂肪酸，常见的有反式油酸等。天然食物中反式脂肪酸含量很少，主要来自牛和羊等反刍动物的脂肪中。人们摄入的反式脂肪酸主要来自一类经特殊加工的油脂——氢化油，如起酥油、油炸专用油、人造黄油（奶油）等。这些油脂目前在食品加工业中被广泛应用。

反式脂肪酸无显著营养价值，而且会使血液中低密度脂蛋白胆固醇（LDL-C）增加，高密度脂蛋白胆固醇（HDL-C）降低。有充分的证据表明，反式脂肪酸会增加患高血压、高脂血症、冠心病、脑卒中和糖尿病等慢性病的风险。早在 2003 年，世界卫生组织（WHO）就建议，饮食中反式脂肪酸的供能比应低于 1%（大约每天 2 克）。因为反式脂肪酸并非人体必需的营养物质，对健康有害无益，所以摄入量越少越好。2018 年，WHO 推出一项"REPLACE"（取代）计划，建议在全球食品供应中停用工业生产的反式脂肪酸。可以说，反式脂肪酸是目前已知的对血脂异常和 ASCVD 风险"贡献"最大的膳食因素。

反式脂肪酸存在于很多加工食品中，比如油炸食品、饼干、起酥面包、酥饼、冰淇淋、人造黄油等。这些食品大多数（并非全部）可能添加了氢化油，氢化油中含有含量不等的反式脂肪酸。在超市选购加工食品时，要注意食品标签配料表中有没有"氢化油""起酥油""精炼植物油"等字样，也可以看营养成分表中反式脂肪酸的含量。很多食品都会标注反式脂肪酸含量为"0"，但这并不代表食品中没有反式脂肪酸，而是反式脂肪酸含量＜0.3 克 /100 克。根据相关国家标准，食品中反式脂肪酸含量＜0.3 克 /100 克就可以标注为"0"。

 值得注意的是，植物油（烹调油）在高温烹调时会使少量顺式脂肪酸变成反式脂肪酸。调查表明，中国居民摄入的反式脂肪酸大约有一半来自植物油，所以减少植物油摄入量，避免油炸、煎烤等高温烹调方式，也有助于控制反式脂肪酸的摄入，降低血脂异常和心血管病风险。

饱和脂肪酸

饱和脂肪酸是指分子结构中碳链没有双键的脂肪酸。饱和脂肪酸是人体必需的，但人体完全可以自行合成以满足需要。充分的证据表明，饮食中过量摄入饱和脂肪酸会增加血脂异常和心血管病风险。WHO 建议，普通人要将饱和脂肪酸的摄入量减至总能量摄入的 10% 以下。

近年来，一些商业机构大力推广高脂肪饮食（生酮饮食），极力宣传猪油、奶油、棕榈油和椰子油对健康的益处。但实际上，目前 WHO、美国膳食指南、美国心脏协会、中国居民膳食指南以及其他很多心血管病相关的指南和专家共识，都建议限制饱和脂肪酸的摄入量。

猪油、黄油、奶油等动物油，以及棕榈油、椰子油和氢化油等都含有较多饱和脂肪。在中国，棕榈油和椰子油很少用于家庭烹调，但广泛用于食品加工业，消费者要当心。

不饱和脂肪酸

不饱和脂肪酸是指分子结构中碳链至少有一个双键的脂肪酸。根据双键的个数和位置，不饱和脂肪酸进一步分为单不饱和脂肪酸（如油酸、棕榈油酸）、ω-6 多不饱和脂肪酸（如亚油酸、花生四烯酸）和 ω-3 多不饱和脂肪酸（如亚麻酸、DHA 和 EPA）。整体上，有充分的证据表明，用不饱和脂肪酸代替饱和脂肪酸可以降低血脂异常和心血管病风险。

饮食中的多不饱和脂肪酸，不论是 ω-6 还是 ω-3，在营养上都是必需营养素，有着不同的生理功能，而且两者维持一定的比例对心血管健康、炎症反应调节和免疫功能等是很重要的〔大多数研究支持 ω-6 与 ω-3 多不饱和脂肪酸的合适比例为（4~10）∶1〕。不过，在日常食物中 ω-3 多不饱和脂肪酸相对更稀少，大多数人饮食摄入的 ω-3 多不饱和脂肪酸偏少，而 ω-6 多不饱和脂肪酸偏多（大豆油、玉米油、花生油、菜籽油等常见植物油均以 ω-6 多

不饱和脂肪酸为主要成分）。因此，从预防心血管疾病的角度，建议适当增加 ω-3 多不饱和脂肪酸的摄入，控制 ω-6 多不饱和脂肪酸的摄入。

ω-3 多不饱和脂肪酸中最著名的成员就是 EPA 和 DHA。EPA 是二十碳五烯酸，DHA 是二十二碳六烯酸，它们是人体内生物膜的重要组分，还是一些激素类物质的主要前体，对成年人具有降血脂、改善血液循环、抑制血小板凝集、阻抑动脉粥样硬化斑块形成和血栓形成等作用。DHA 还是婴儿视觉和大脑发育不可缺少的营养素。

EPA 和 DHA 主要存在于鱼类脂肪中，尤其是深海鱼或富脂鱼类，如裸盖鱼、金枪鱼、凤尾鱼、沙丁鱼、鳟鱼、三文鱼、鳕鱼等。2018 年，美国心脏协会（AHA）在声明中建议，每周吃 2 份（约 200 克）非油炸的鱼类可以降低心力衰竭、冠心病、心搏骤停和脑卒中的风险。也因此，鱼油一直以来作为调节血脂、预防心血管的保健品使用，但补充鱼油的实际效果仍有争议。2019 年底，美国心脏协会发布了当年心脏病和脑卒中领域的重大进展，其中之一是高剂量纯化鱼油可治疗甘油三酯（TG）升高，可将心血管事件发生风险降低 25%。目前，临床上用大剂量（2～4gEPA）高纯度鱼油治疗甘油三酯升高，但这种药物的剂量远非一般鱼油胶囊保健品可比。

在体内，还有一小部分 EPA 和 DHA 是由 α-亚麻酸（ALA）转化而来的。ALA 也是一种 ω-3 多不饱和脂肪酸，主要来自亚麻籽油、紫苏油和核桃油等植物油。因此，日常烹调时选用这些植物油，也有助于维持 ω-6 与 ω-3 多不饱和脂肪酸的合适比例。

除多不饱和脂肪酸外，单不饱和脂肪酸（主要指油酸）对心血管健康也是有益的。单不饱和脂肪酸能降低总胆固醇、低密度脂蛋白胆固醇（LDL-C）和甘油三酯水平，提升高密度脂蛋白胆固醇（HDL-C）水平，降低血脂异常和 ASCVD 风险。橄榄油、油茶籽油、芥花油（高油酸菜籽油）和牛油果油是单不饱和脂肪酸的良好来源。

最后，必须强调的是，在过去很长的一段时间里，低脂肪饮食有助防治心血管疾病的观念非常流行，主张严格限制饮食中总脂肪摄入量（供能比＜25% 或更低）。但近些年的研究表明，饮食摄入脂肪的质量比总量更重要，转而主张放宽总脂肪摄入量（供能比≥30%）。美国膳食指南从 2016 年就取消了对总脂肪的限制，世界卫生组织 2023 年 7 月发布的指南也取消了对总脂肪的限制，但都强调用不饱和脂肪酸代替饱和脂肪酸，并尽量避免反式脂肪酸摄入。

磷脂

磷脂是分子结构十分复杂的脂类化合物，包括卵磷脂、脑磷脂等多种成分。在人体内，磷脂，尤其是最常见的卵磷脂，不仅参与生物膜的构成，还是脂蛋白的重要组分，直接影响胆固醇在血液中的转运和代谢，对心血管健康有重要作用。

磷脂可以由人体内的细胞合成，也可以通过饮食摄入，一般不容易缺乏。蛋黄、大豆、瘦肉和动物内脏（肝、脑、肾等）等食物含有丰富的卵磷脂。大豆卵磷脂和蛋黄卵磷脂也常作为营养补充剂。很多加工食品中添加磷脂作为乳化剂，以改善食品的质地和稳定性。

矿物质与心脏健康

钠

钠是我们体内不可缺少的一种矿物质，存在于各种组织器官内，是维持体液平衡、调节血压和神经传导的重要物质之一。人体内钠的主要来源是饮食中的食盐（氯化钠）和其他含钠的化合物，比如味精（谷氨酸钠）、小苏打（碳酸氢钠）和食品添加剂（如苯甲酸钠、磷酸二氢钠等），奶类、肉类、鱼虾、蛋类和蔬菜等天然食物中也含有少量钠。日常生活中，缺钠的情况极少发生，只有在严重腹泻、失血、大量出汗等特殊情况下才可能缺钠，表现为衰弱、乏力，严重时会出现虚脱、休克，甚至危及生命的情况。另一方面，过多摄入食盐（钠）的现象却非常普遍。

Na

根据《中国居民膳食指南（2022）》的建议，成年人每天食盐摄入量不要超过 5 克，而中国居民实际食盐平均摄入量为每日 10.5 克，根据国家卫健委发布的《中国居民减盐核心信息十条》，大约 50% 的高血压和 33% 的脑卒中是由高盐饮食导致的。

控盐（钠）对心血管健康至关重要。首先，要减少食物烹饪中加入的食盐，每人每天的食盐摄入量不超过 5 克，养成清淡的饮食习惯。对 5 克食盐是多少没有概念的人，建议烹调时使用专门的盐勺（一勺 2 克）控盐。其次，推荐选用低钠盐（低钠高钾盐），即用一部分（25%～30%）氯化钾代替氯化钠的食盐。《新英格兰医学杂志》在 2021 年发表了北京大学临床研究所等机构的研究"中国乡村代盐研究"，该研究发现用低钠盐代替普通食盐，可以减少12%～14% 的脑卒中、主要心血管事件和死亡风险，且未增加由高钾血症引起的严重不良事件。绝大多数人均可食用低钠盐，高血压患者尤其适宜，但肾功能不全、高钾血症的患者不宜摄入低钠高钾盐。最后，要减少隐形食盐的摄入，包括酱油、大酱、味精（谷氨酸钠）、鸡精、面碱（碳酸钠）、小苏打（碳酸氢钠）、海米、虾皮、菜汤、腌制食物等加入了很多盐的调料或食物，比如20 毫升酱油含有约 3 克食盐，5 克味精的钠含量相当于 1.7 克食盐的钠含量。

此外，要注意少吃高钠食品。很多加工食品，如火腿肠、饼干、面包、方便面、挂面、牛肉干、海苔、鱿鱼丝等或许没有明显咸味，但钠含量却不低，这是因为它们在加工过程中添加了各种含钠的化合物，属于"高钠食品"。根据国家相关标准，"高钠食品"是指固体食物中钠含量超过 600 毫克 /100 克或高于 30%NRV（营养素参考值），液体食物中钠含量超过 300毫克 /100 克或高于 15%NRV。这些数值在食品标签营养成分表上可以看到，且营养素参考值是根据成人每日推荐摄入量设定的。

钾

在体内，钾和钠是一对"冤家"，它们之间既互相拮抗，又有协同作用，维持体内钾和钠的平衡对生命活动有重要意义。一般认为，钠有升血压的作用，而钾有降血压的作用，并且钾的降血压作用主要是通过拮抗钠的升血压作用来实现的。流行病学调查发现，钾摄入量高的人群，其平均血压和高血压发病率较低；而钾摄入量低的人群则相反，其平均血压和高血压发病率较高。

根据中国营养学会发布的《中国居民膳食营养素参考摄入量（DRIs2023）》，正常成年人钾的适宜摄入量（AI）为每天2000mg，但从防治高血压、促进心血管健康的角度出发，中国营养学会提出了钾的"建议摄入量"（PI-NCD）为每天3600mg。世界卫生组织（WHO）也推荐每天摄入钾3510～4680mg时，以最大幅度地降低血压。

钾的最佳膳食来源是蔬菜（尤其是绿色叶菜和菌藻类）、水果（尤其是柑橘类）、鱼类、乳制品和豆类。要达到每天摄入3600mg钾的目标，建议增加蔬菜的摄入（每天超过500g，一日三餐都有新鲜蔬菜），且最好选钾含量较高的绿叶蔬菜（菠菜、红苋菜、空心菜等）、鲜豆类（毛豆、蚕豆等）、鲜蘑菇、海带、马铃薯、莲藕、芋头等。

人体肾脏具有强大的调节能力来维持血钾浓度的稳定，当钾摄入增多时，尿中排泄的钾也增多。所以在正常饮食的情况下，一般不会出现钾摄入过量的情况。但肾功能不全的患者可能会出现高钾血症的情况，这是要特别注意的。

钙

钙是构成人体骨骼和牙齿的重要成分，其作用不限于维持骨骼和牙齿的健康，还参与神经肌肉活动、凝血过程、血管功能等诸多生理活动。许多研究表明，充足的钙摄入对维持正常血压、避免血压异常升高十分重要。其作用机制有促进尿钠排出、调节激素的潜在血管活性、调节交感神经系统的活动等。

根据中国营养学会发布的《中国居民膳食营养素参考摄入量（DRIs2023）》，正常成年人钙的推荐摄入量（RNI）为每天800mg。钙的最好来源是牛奶，每1mL牛奶大概含有1mg钙，且其吸收率较高。在大豆制品中，豆腐、豆腐干等含钙高，宜每天食用。

镁

镁具有降低胆固醇、增加冠状动脉血流量和保护心肌细胞完整性的功能。镁还可以通过调节血管弹性来调节血压。流行病学资料显示，镁的摄入量较多的人群，心血管病发病率较低。

《中国居民膳食营养素参考摄入量（DRIs2023）》中建议，正常成年人镁的推荐摄入量为每天330mg。绿叶蔬菜、大麦、黑米、荞麦、口蘑、木耳和香菇等食物中含镁较丰富。粗粮和坚果也是膳食镁的良好来源。

硒

硒是人体必需的微量元素之一，它是谷胱甘肽过氧化物酶的必需成分，这种酶在保护细胞免受氧化损伤方面起着关键作用。研究发现，硒具有抗氧化、调节免疫功能、预防心血管疾病等作用。缺硒会对人体重要器官的功能产生影响，但过量摄入硒也可能导致硒中毒。

根据《中国居民膳食营养素参考摄入量（DRIs2023）》建议，正常成年人硒的推荐摄入量为每天60μg。海产品和动物内脏是硒的良好来源，如鱼子酱、牡蛎、海参、蛤蜊和猪肾等。一般食物中的含硒量随产地不同而异，特别是植物性食物的硒含量与土壤中硒元素的水平有关。市面上还流行各种富硒产品，如富硒大米、富硒鸡蛋、富硒苹果等，以及酵母硒、硒酸钠和亚硒酸钠等保健品。硒的可耐受最高摄入量（UL）为 400μg/ 日，即只要每天摄入的硒不超过 400μg 就是安全的。

维生素与心脏健康

维生素 C

维生素 C 具有多种重要的生理功能，尤其在心血管健康方面。作为羟化反应的辅助因子，维生素 C 能够促进胶原蛋白的合成，而胶原蛋白是维持血管弹性的关键成分。此外，胆固醇转化为胆汁酸是肝脏清除胆固醇的主要途径。在这一过程中，维生素 C 作为羟化酶的辅助因子，对反应起关键作用。当缺乏维生素 C 时，胆固醇向胆汁酸的转化会减少，导致肝脏内胆固醇蓄积，血液胆固醇升高。

维生素 C 还是体内重要的抗氧化剂之一，可阻止低密度脂蛋白（LDL）的氧化，防止氧化型低密度脂蛋白（OX-LDL）对血管内皮及平滑肌细胞的损伤。维生素 C 具有降低血液胆固醇、提高高密度脂蛋白胆固醇（HDL-C）、抑制血小板聚集的作用，从而有助于预防动脉粥样硬化性心血管疾病（ASCVD）。

根据《中国居民膳食营养素参考摄入量（DRIs2023）》建议，正常成年人每天摄入维生素 C100mg 可以避免维生素 C 缺乏，从预防心血管疾病的角度出发，建议每天摄入维生素 C200mg，从安全无副作用的角度出发，建议每天摄入维生素 C 不超过 2000mg。新鲜蔬菜和水果是维生素 C 的主要来源，维生素 C 含量较高的蔬菜有柿子椒、芥蓝、油菜薹、青尖椒、菜花、红薯叶、苦瓜、西蓝花和萝卜缨等；维生素 C 含量较高的水果有刺梨、酸枣、冬枣、沙棘、中华猕猴桃、红果（山里红）等。

维生素 E

维生素 E 是一种重要的脂溶性维生素，具有抗氧化作用。很多早期研究探讨了维生素 E 对动脉粥样硬化性心血管疾病（ASCVD）的影响。流行病学研究显示，维生素 E 的摄入量与心血管病的风险呈负相关，即维生素 E 摄入量增加，心血管病的风险降低。在药理研究中，维生素 E 可抑制低密度脂蛋白（LDL）的氧化，减少炎症因子的释放，抑制血小板聚集和血管平滑肌细胞的增殖，同时调节血管张力，这些作用使维生素 E 有助于预防动脉粥样硬化或延缓其病理进展。

绿色蔬菜（如菠菜、西蓝花、韭菜等）、坚果（如花生、瓜子等）和植物油含丰富的维生素 E。如果额外补充维生素 E，以每日 100 ～ 400mg 为宜。

B 族维生素

B 族维生素是一组水溶性维生素；功能各异但发挥作用方式类似（在细胞代谢过程中作为酶的辅助成分），常见的有维生素 B_1、维生素 B_2、维生素 B_6、维生素 B_{12}、叶酸、烟酸、生物素和泛酸。B 族维生素主要通过平衡饮食来提供，若饮食不够平衡，容易出现程度各异的缺乏问题，进而影响心血管健康。比较典型的例子是维生素 B_1 缺乏导致的脚气病，经常以水肿和心脏症状为主要表现，患者出现心悸、气短、心动过速等症状。

当然，随着生活水平的提高，脚气病这种典型的维生素缺乏病已经少见了。但与叶酸、维生素 B_{12} 和维生素 B_6 等摄入量密切相关的高同型半胱氨酸血症是较为常见的。同型半胱氨酸是甲硫氨酸和半胱氨酸代谢过程中的中间产物。血液中同型半胱氨酸升高（同型半胱氨酸＞15μmol/L，简称"高血同"）会直接引起血管内皮损害，促进氧化型低密度脂蛋白（OX-LDL）形成，增加血小板聚集，进而导致动脉粥样硬化。高血同是引起心脑血管事件（如脑卒中、心梗等）的独立危险因素，还会加重高血压对血管的损害，使心、脑、肾并发症风险升高。《中国高血压防治指南（2024 年修订版）》将伴随高血同的高血压命名为"H 型高血压"，可导致更多的脑卒中发生。同型半胱氨酸的正常代谢离不开叶酸、维生素 B_{12} 和维生素 B_6，缺乏这三种 B 族维生素会导致同型半胱氨酸水平升高。

叶酸的良好来源是绿叶蔬菜（如生菜、菠菜、羽衣甘蓝等）、柑橘类水果、鹰嘴豆、坚果、动物肝脏和蛋类。维生素 B_{12} 主要来自动物肝脏、鱼虾、肉类和蛋类等动物性食物。这些食物也是维生素 B_6 的较好来源。对于体检中发现高同型半胱氨酸者，建议每日补充 800μg 叶酸和 25μg 维生素 B_{12}（或遵医嘱）。

维生素 D

维生素 D 是一种脂溶性维生素，人体可通过皮肤经紫外线照射合成，也可以从食物或营养补充剂中获得。在体内，维生素 D 的主要作用是调节钙磷代谢，保证骨骼健康和神经肌肉功能正常。维生素 D 缺乏与儿童佝偻病、成人骨质软化和骨质疏松症有关。此外，鉴于维生素 D 的激素样作用及其受体在很多组织和细胞中分布，研究证实，维生素 D 还影响肌肉、心血管、代谢和免疫系统健康，并与肿瘤发生、妊娠和胎儿发育等有关。

多项研究表明，维生素 D 与高血压有一定关联，高血压患者补充维生素 D 可降低心脑血管并发症的风险。低水平的血清 25- 羟基维生素 D_3 可导致代谢综合征的发生率升高，出现高脂血症、胰岛素抵抗和高血压，这些均是心血管疾病的高危因素。2023 年《英国医学杂志》和《美国心脏杂志》分别发表的研究表明，补充维生素 D 可以降低患心血管疾病和房颤的风险。虽然并不是所有的研究都得出了一致的结论，但目前可以肯定的是，体内维生素 D 缺乏或不足的人，补充维生素 D 有助于预防心血管疾病。

维生素 D 不足或缺乏在普通人群中是很普遍的，尤其是老年人。血清 25- 羟基维生素 D_3 是评估人体维生素 D 营养状况的可靠指标。根据中国营养学会健康管理分会《维生素 D 营养状况评价及改善专家共识》，血清 25- 羟基维生素 D_3 含量 ≥20ng/mL 为正常，12~20ng/mL 为不足，<12ng/mL 为缺乏。

维生素 D 缺乏或不足的主要原因是阳光直接暴露不足，以及膳食中缺乏维生素 D。由于户外活动减少，防晒措施严格，维生素 D 的合成受到限制。天然食物中，仅高脂海鱼、动物肝脏和蛋黄等少数几种食物能提供维生素 D。

当维生素 D 缺乏或不足时，服用维生素 D 补充剂是很有必要的，一般建议成人每日补充 600IU（或遵医嘱）。值得注意的是，过量补充维生素 D 可能引起中毒。维生素 D 中毒最早出现的症状是食欲减退、恶心、呕吐等，严重时可出现脱水和酸中毒。

其他膳食成分与心脏健康

膳食纤维

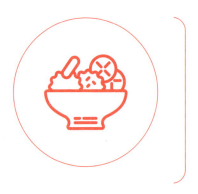

膳食纤维是指一类存在于植物性食物中的碳水化合物，它们在小肠中不被消化吸收，但可以被肠道菌群发酵利用，主要包括纤维素、半纤维素、果胶、树胶、抗性淀粉、海藻多糖和益生元（如菊粉）等。摄入膳食纤维有直接的生理功能，也有间接的健康效益。

膳食纤维直接的生理功能是其本身在胃肠道内无法被消化吸收，但能增加饱腹感，有助于减少能量摄入；干扰葡萄糖的吸收，从而控制餐后血糖水平；抑制胆固醇吸收和胆汁酸重吸收，促进胆固醇排泄，从而降低血液中胆固醇水平；增加粪便体积，软化粪便，促进排便，缓解便秘。

膳食纤维间接的健康效应是指膳食纤维进入大肠后，被正常菌群发酵利用，产生短链脂肪酸（如乙酸、丙酸、丁酸等），形成结肠内的酸性环境，促进有益菌（如双歧杆菌、乳酸菌等）的繁殖，抑制有害菌（如腐败菌等）的繁殖，从而调节肠道菌群平衡。肠道菌群平衡不仅与胃肠道健康有关，还与心血管、免疫、大脑和肝脏等器官或系统的健康有关。

从防治血脂异常的角度，建议成年人每天摄入膳食纤维 25～40g。膳食纤维主要由全谷物、蔬菜、水果、豆类和坚果等植物性食物提供。燕麦、糙米、全麦粉、玉米、高粱米、青稞等全谷物，鱼腥草（折耳根）、黄花菜（金针菜）、秋葵、毛豆、彩椒、豌豆、春笋、南瓜等蔬菜，酸枣、梨、红玉苹果、椰子肉、桑葚、橄榄、冬枣、人参果、芭蕉和山楂等水果，魔芋丝、魔芋结、魔芋片和魔芋豆腐等魔芋制品，以及亚麻籽粉、奇亚籽粉、菊粉、麦麸和豆腐渣等都含有很多膳食纤维，可作为膳食纤维的补充来源。

植物化学物

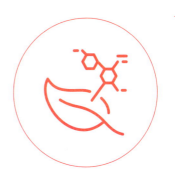

植物化学物是一类存在于植物性食物中的生物活性成分，它们不属于传统的六大营养素（蛋白质、脂类、碳水化合物、维生素、矿物质和水）。它们是植物在新陈代谢过程中产生的次级代谢产物，种类繁多，主要包括多酚类（如花青素、花色苷、茶多酚、白藜芦醇、类黄酮等）、有机硫化物（如大蒜素、异硫氰酸盐）、萜类化合物、类胡萝卜素（如叶黄素、虾青素、β-胡萝卜素、番茄红素）、植物雌激素（如异黄酮、木酚素）、皂苷、植酸、姜黄素和辣椒素等。膳食中的植物化学物主要来自蔬菜、水果、豆类、全谷类、坚果等，这些食物的颜色或味道常常与植物化学物有关。

不同种类的植物化学物具有不同的生理功能，但在整体上，它们的生物活性作用有抑制肿瘤、抗氧化、抗炎、调节免疫，以及降低胆固醇、调节血压、影响血小板和凝血过程，这些作用使其对防治心血管疾病具有潜在的益处。富含植物化学物的食物有大豆和杂豆类（如绿豆、红豆）、全谷类（如玉米、燕麦、糙米、全麦等）、柑橘类水果（如橘子、柚子、橙子等）、浆果类（如蓝莓、葡萄、猕猴桃、蔓越莓、沙棘等）、绿叶蔬菜（如油菜、生菜、菠菜等）、红黄颜色蔬菜（如胡萝卜、番茄等）、十字花科蔬菜（如西蓝花、菜花、甘蓝等）、葱属植物（如大蒜、洋葱）等。这些食物都是构成健康饮食模式的重要组成部分。

其实动物性食物中也有一些生物活性成分，如辅酶 Q10、肉碱、硫辛酸和褪黑素等，像上述植物化学物质一样，也经常被用于保健食品或膳食补充剂。

添加糖

添加糖也被称为游离糖，是指在加工或制作食品的过程中人为添加到食品中的糖类，如面包、饮料、糕点等食品中的糖类。添加糖包括蔗糖（白砂糖）、葡萄糖、果糖、麦芽糖等。研究发现，过量摄入添加糖会增加患肥胖、2 型糖尿病、血脂异常、高血压和心血管疾病的风险，还易导致龋齿，以及由于饮食不均衡而引起的维生素缺乏和视力下降等健康问题。

 目前，包括世界卫生组织（WHO）膳食指南、美国膳食指南和中国居民膳食指南在内的权威指南建议，成年人每天摄入添加糖最多不要超过 50g（每日总热量摄入的 10%），最好不超过 25g（每日总热量摄入的 5%）。

酒精

 ……

众所周知，饮酒有害健康，可导致癌症、肝脏疾病和神经系统损伤等。简单地说，随着酒精摄入量的增加，出血性脑卒中和房颤的风险会随之增加。过量饮酒是高血压的重要危险因素之一。在饮酒期间，交感神经系统的兴奋性增高，心率加快，血压随之升高，心脏负担加重。此外，长期大量饮酒可能导致促肾上腺皮质激素水平升高，引起水钠潴留、血容量增多，从而导致血压升高。总之，大量饮酒可增加心脑血管事件的风险。

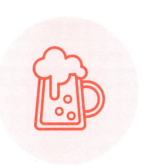

不过，一些研究报告确实提出了适量饮酒可能与降低冠心病风险相关的假设，并形成了饮酒与心血管健康关系的"J"形曲线观点。在这个模型中，以饮酒量为横坐标，以冠心病发病率为纵坐标，可以观察到，与不饮酒相比，当饮酒量增加至"少量饮酒"（每天摄入20g酒精）时，冠心病的发病率可能会略微下降，形成"J"形曲线的左半边；随着饮酒量的增加，冠心病的发病率可能会显著上升，形成曲线的右半边。不止冠心病，如果把纵坐标换成高血压发病率或全因死亡率，也可能出现类似的"J"形曲线。少量酒精可能有益于心血管健康的机制尚未完全明确。有研究提出，适量饮酒通过促进肠道菌群的平衡来降低冠状动脉疾病的风险。也有研究提出，适量饮酒与降低冠心病风险的关系并不明确，甚至可能不存在。而且，到目前为止，没有任何权威机构或者医疗专家推荐通过饮酒来预防心血管疾病，因为饮酒会带来很多其他健康问题。2018年9月，著名的医学杂志《柳叶刀》发布了对全球195个国家和地区的酒精摄入量的研究报告，指出饮酒没有安全限量，最安全的做法就是完全不喝酒。

根据《中国居民膳食指南（2022）》中的建议，成年人不论性别，每日饮酒不宜超过15g酒精。这大致相当于355mL啤酒（5%）、150mL红酒（12%）或36mL高度白酒（52%）。酒精含量计算公式是，酒精量（克）＝饮酒量（毫升）×酒的度数（%）×0.8。儿童、青少年和孕（产）妇不要饮酒。患有高血压、血脂异常、高尿酸、糖尿病、胰腺炎和肝脏疾病的人群不要饮酒。不要劝任何人饮酒。

各种饮食模式的共同特征

食物的营养成分和摄入量固然重要，但对促进健康、防治疾病而言，饮食模式更加关键。饮食模式（eating pattern）也叫膳食结构，是日常饮食中食物的种类和数量（比例）的综合体现。一个人的饮食模式主要取决于地域、经济条件、文化习俗和个人习惯等。目前研究证据比较多、被推荐的饮食模式主要分为两大类：一类是在世界某些地区因历史原因形成的饮食模式，如地中海饮食、东方健康膳食等；另一类是专家根据营养科学原理设计的饮食模式，包括适用于普通人群的得舒饮食（DASH 饮食）、平衡膳食和弹性素食等，以及适用于减重或其他疾病防治的间歇性禁食（轻断食）和生酮饮食等。

地中海饮食（Mediterranean diet）

泛指希腊、西班牙、法国和意大利南部等位于地中海沿岸地区的饮食结构，主要特点是以蔬菜、水果、鱼类、全谷物、豆类和橄榄油为主，适量的奶酪、酸奶等乳制品，红肉、甜点、饮料和精制谷物摄入较少。研究表明，地中海饮食可以降低患肥胖、心血管疾病、糖尿病和癌症的风险，是公认的最健康的饮食模式之一。

得舒饮食（DASH 饮食）

由美国国家心肺及血液研究所（NHLBI）在 1997 年设计的，最初用于一项大型高血压防治计划（dietary approaches to stop hypertension，DASH），后来得到推广，成为公认的最健康的饮食模式之一。得舒饮食推荐多吃蔬菜、水果、低脂乳品、全谷物、禽肉、鱼类、大豆制品以及坚果，少食甜品、含糖饮料、红肉、肥肉及内脏，以植物油代替动物油。其营养特点是高钾、低钠，富含钙、镁、膳食纤维和蛋白质，同时含有较少的饱和脂肪酸，能满足人体的健康需要。值得注意的是，得舒饮食特别强调高钾、低钠，尤其是高钾，推荐吃大量的新鲜蔬菜和水果，因为新鲜蔬菜和水果是钾的重要来源。

平衡膳食

　　由中国营养学会组织专家设计的，能最大程度地满足不同人群对营养与健康的需求，也就是我们常说的"中国居民平衡膳食宝塔"。它提倡以植物性食物为主，动物性食物为辅，少油、少盐、少糖，多吃蔬菜、水果、奶及奶制品、谷类，适量吃鱼、禽、蛋和瘦肉，做到食物多样，吃动平衡，保持健康体重。

中国居民平衡膳食宝塔（2022）
Chinese Food Guide Pagoda(2022)

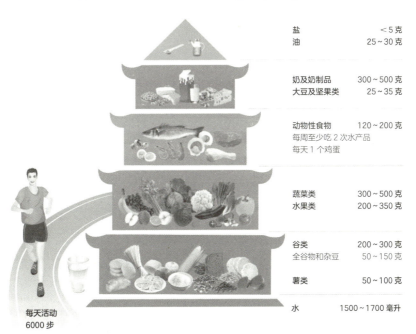

盐	＜5 克
油	25～30 克
奶及奶制品	300～500 克
大豆及坚果类	25～35 克
动物性食物	120～200 克
每周至少吃 2 次水产品	
每天 1 个鸡蛋	
蔬菜类	300～500 克
水果类	200～350 克
谷类	200～300 克
全谷物和杂豆	50～150 克
薯类	50～100 克
水	1500～1700 毫升

每天活动
6000 步

东方健康膳食

我国东南沿海一带（浙江、上海、江苏、福建和广东）居民的饮食模式，其中，浙江、上海和江苏三地的饮食模式又称为"江南饮食"，其主要特点是食物多样，清淡少盐，蔬菜水果、鱼虾水产、奶类和豆类的摄入较多。这些地区的肥胖、2型糖尿病、代谢综合征、高血压及心血管疾病的发生率和死亡率较低，居民预期寿命较长。

弹性素食（flexitarian）

一种更灵活的素食模式，大多数时间以植物性食物为主，但也不排除蛋类、奶类和肉类等动物性食物。弹性素食注重全谷类、深色蔬菜和新鲜水果的摄入，蛋白质来源侧重于豆类、鸡蛋、奶制品等非肉类来源，优先选择鱼虾类。强调摄入最少加工的、最天然的食物，限制添加糖的摄入。

间歇性禁食（intermittent fasting）

又叫限时进食，主要有三种形式，第一种是最为人熟知的"5∶2"轻断食，即在一周之内，5天正常进食，不连续的2天轻断食（每天仅摄入500～600千卡热量，相当于正常饮食热量的四分之一）；第二种是"16∶8"模式（俗称日内断食法），即一天中8小时进食（吃两顿或三顿均可），其余16小时禁食；第三种是隔日断食，即每周或每月中，选择一天不摄取任何食物。2019年12月，《新英格兰医学杂志》（NEJM）发表了一篇美国国立卫生研究院（NIH）老龄化研究所（NIA）研究员马特森（Mark P. Mattson）的文章，其中详尽地阐述了间歇性禁食对健康、衰老和疾病的有益作用，包括改善血糖水平，调节血压和心率，提升耐力训练的功效，减轻体内慢性炎症，减少腹部脂肪，降低肥胖和糖尿病风险，以及有益大脑健康等。

这些有益心血管健康的饮食模式不论看起来多么不同，也不论从什么角度提出，它们其实都有很多共同点。

❶ 以植物性食物（谷物、蔬菜、水果、豆类和坚果等）为主，动物性食物（奶类、蛋类、肉类和鱼虾等）为辅。

❷ 强调多吃全谷物（粗杂粮），减少精制谷物（白米饭、白馒头、白面包、白粥、白面条等）的摄入。

❸ 少吃红肉和加工肉类（指肉类经过腌制、发酵、烟熏或其他手段来保存或改善风味，如火腿、香肠、熏肠、腊肉、培根、腌肉等），用禽肉和蛋类代替红肉。

❹ 严格限制添加糖，少喝或不喝含糖饮料，少吃超加工食品（如糖果、冰激凌、饼干、方便面、汉堡、速食汤、人造黄油等经过多道加工工序处理的食物）。

❺ 食用油以多样化的植物油（如豆油、花生油、玉米油、橄榄油、油茶籽油、亚麻籽油等）为主，少吃动物油和氢化油。

❻ 少盐，少煎炸和烧烤，多采用蒸、煮、炖、微波炉等烹调方式，清淡调味，减少添加不必要的调味品。

❼ 饮食总量要适宜，配合足够的运动，保持健康的体重，避免超重、肥胖和消瘦。

❽ 不喝酒或尽量少喝酒，可以喝茶或咖啡。

有益心脏健康的食物

燕麦

在常见的全谷物或粗杂粮中，燕麦的健康效益备受关注。燕麦中富含可溶性膳食纤维——β-葡聚糖。β-葡聚糖能溶于水，具有黏性，在肠道内可抑制胆固醇吸收并且促进其排泄。此外，β-葡聚糖在肠道内的发酵产物还能调节胆固醇合成，有益于降低总胆固醇和低密度脂蛋白胆固醇（LDL-C）的水平。燕麦还含有黄酮类化合物，具有抗氧化的作用。食用普通燕麦片、燕麦米、燕麦粒、燕麦碎等都可以，做米饭时可将燕麦掺入大米中做成燕麦米饭，也可以把燕麦粉掺入面食中。

绿豆

绿豆是一种营养丰富的粗杂粮。每 100g 干绿豆中约含有膳食纤维 6.4g、钾 787mg、钙 80~100mg、镁 125mg。膳食纤维可以抑制胆固醇的吸收，钾具有一定的降血压作用，镁具有降低胆固醇、增加冠状动脉血流量和保护心肌细胞完整性的功能。绿豆的这些功能性成分主要集中在豆皮中，因此在食用绿豆时要保留豆皮。除此之外，绿豆皮中还含有类黄酮、单宁、皂苷、豆固醇等物质，亦对改善心血管健康有益。绿豆最常见的吃法是用绿豆与大米混合煮成绿豆粥或绿豆米饭，也可以将绿豆熬煮熟做成绿豆馅，用于其他食品的制作。

荞麦

荞麦的膳食纤维含量远高于精白米面，同时还是维生素 B_1、维生素 B_2、烟酸等维生素，以及铁、锰、锌等矿物质的良好来源。荞麦中含有芦丁，特别是在苦荞中含量丰富，这是一种黄酮类物质，对改善血脂和血管功能有一定益处。荞麦粉可以用来做面条、馒头等面食，荞麦粒可以与大米混合煮粥、煮饭等。

紫薯

紫薯含有膳食纤维、维生素 C、胡萝卜素、钾、硒等重要营养素，兼具主食与蔬菜的特点，营养价值很高。尤其是紫薯中的紫色物质花青素，这是一种黄酮类化合物，具有抗氧化功能，能保护细胞免受氧化损伤，能显著降低心血管疾病的风险。紫薯不但可以蒸煮后直接食用，还可以做成紫薯泥、紫薯饼，紫薯粉可以做成面条。除了紫薯，花青素还广泛存在于蓝莓、红（紫）葡萄、紫甘蓝、紫茄子等紫色的蔬菜和水果中。

三文鱼

三文鱼含有 ω-3 脂肪酸，主要包括二十二碳六烯酸（DHA）和二十碳五烯酸（EPA），具有调节血液中胆固醇水平的作用，可以显著降低已患冠心病者因心律失常引发的猝死和全因死亡率的风险。此外，DHA 和 EPA 还有助于减少体内炎症的发生。三文鱼肉的红色主要来自虾青素，虾青素具有超强的抗氧化能力，对心血管健康有益。相关指南建议，每周吃 2 份（约 200 克）非油炸的鱼类（尤其是富含 DHA 和 EPA 的鱼类），可以降低心力衰竭、冠心病、心搏骤停和脑卒中的风险。

豆浆

豆浆是营养丰富的大豆制品，含有多种有益于心血管健康的物质，如植物固醇、卵磷脂、大豆皂苷、大豆异黄酮、多不饱和脂肪酸和低聚糖等。大豆中的植物固醇因与胆固醇结构相似，吸收率约 5%，且能抑制胆固醇的吸收并增加其排泄；大豆皂苷同样有助于抑制胆固醇的合成，促进其排泄；卵磷脂则影响胆固醇在血液中的转运和代谢。此外，大豆异黄酮、多不饱和脂肪酸和膳食纤维均有助于调节血脂。使用家用豆浆机自制豆浆简单方便，建议作为心血管健康的日常食物之一。其他大豆制品，如豆腐、豆腐干、干豆腐、素鸡、纳豆、豆豉、茄汁黄豆、豆酱等，同样富含这些有助心脏健康的物质，适合日常食用。

秋葵

秋葵的主要健康益处来自其富含的可溶性膳食纤维，即吃起来黏乎乎、滑溜溜的物质。这种可溶性膳食纤维在小肠内无法被吸收，且其吸附能力较强，可以干扰葡萄糖和胆固醇的吸收，帮助降低餐后血糖和血脂，同时刺激排便。秋葵不但膳食纤维含量高，还是维生素 C、钾、胡萝卜素的良好来源，是改善血脂、控制血糖的明星食材。秋葵中富含草酸，应先焯水再烹调，可炒菜、煮汤、凉拌等。

西蓝花

西蓝花含有 β- 胡萝卜素、维生素 C、钙和膳食纤维等对心血管健康有益的成分，是营养价值较高的蔬菜之一。此外，作为十字花科的典型代表，西蓝花还含有大量植物化学物，如叶黄素、玉米黄素、类黄酮、异硫氰酸酯类等。这些成分具有消灭自由基、抗氧化、抗衰老、降低血脂等多种作用。西蓝花的吃法很多，可以焯水后直接凉拌食用，也可以和虾仁、木耳等一起热炒，还可以做成蚝油西蓝花。

口蘑

口蘑又叫白蘑，含有硒、镁、锌、钙和膳食纤维等营养元素。口蘑中的硒有助于调节甲状腺功能，降低血压、血液黏稠度，提高机体免疫力。口蘑中的膳食纤维可以吸收肠内多余的糖分、胆固醇并促使其排出体外，起到促进人体消化、润肠通便的功效，对降低餐后血糖和调节血脂均有益处。口蘑可以炒菜，也可以直接烤着吃。

核桃

核桃是一种营养价值很高的坚果，富含 ω-6 和 ω-3 多不饱和脂肪酸，具有心脏保护的作用。研究表明，核桃的摄入量会影响血脂和血压水平，食用更多核桃有助于降低总胆固醇和低密度脂蛋白胆固醇（"坏"胆固醇）的水平。此外，核桃含有丰富的蛋白质、磷脂、维生素 E、钾、锌、多酚以及黄酮类成分。每天吃两三个核桃，或食用 5～10g 核桃油，同时减少其他油脂摄入，长期坚持可有效降低患心脏病的风险。

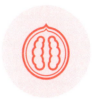

开心果

开心果是典型的营养宝库，富含油酸、维生素 E、原花青素、叶黄素、白藜芦醇、槲皮素、植物固醇、膳食纤维等有益物质。开心果中的油酸占开心果所含脂肪的一半以上，对心脑血管有益。植物固醇具有降低血脂的作用。维生素 E、原花青素、叶黄素、白藜芦醇、槲皮素等均具有抗氧化的作用。

牛油果

牛油果的脂肪含量高达 15%，以单不饱和脂肪酸为主，与橄榄油相似，对血脂和心血管健康非常有好处。《美国心脏协会杂志》发表的一项对照试验显示，超重 / 肥胖个体在采用含牛油果的低脂 / 中脂饮食后，其低密度脂蛋白水平比不含牛油果饮食的对照组显著降低。这表明在日常饮食中添加牛油果可能有助于降低患心脏病的风险。

蓝莓

美国农业部人类营养研究中心的研究报告显示，蓝莓是他们研究过的 40 多种水果和蔬菜中含抗氧化物质最丰富的。这些物质有助于降低体内的氧化应激和炎症，改善血压、血管功能，并抑制体内自由基的形成。此外，一些研究指出，蓝莓可能延缓大脑衰老，改善记忆力和认知功能。除了蓝莓，其他浆果类如黑莓、蔓越莓、树莓、草莓，也有类似的营养价值，含有丰富的花青素、多酚等，在改善心脏健康方面颇有贡献。

低钠盐

低钠盐就是钠含量比较低的食盐，约30%的氯化钠由氯化钾代替，因此钾含量增加，低钠盐又叫"低钠高钾盐"。钠有直接的升血压作用，减少钠摄入对控制高血压、改善心脏健康尤其重要。低钠盐的咸度和普通盐差不多，所以烹饪时添加的盐量不变，即可减少钠的摄入量，达到低盐饮食的效果。

橄榄油

橄榄油中的油酸比例很高，占50%～80%，油酸是单不饱和脂肪酸，有助于降低总胆固醇、甘油三酯以及低密度脂蛋白的水平，同时不会降低高密度脂蛋白的水平。此外，橄榄油还富含抗氧化剂和维生素。橄榄油因提取方法和加工过程不同，其烟点有所差异。一般初榨橄榄油适合低温烹调，精炼橄榄油可高温烹调。

亚麻籽油

亚麻籽油是一种有益心脏健康的油脂，其最突出的优势是含有高比例的α-亚麻酸。α-亚麻酸在体内可转化为少量的DHA和EPA等ω-3型多不饱和脂肪酸。这些多不饱和脂肪酸具有降低胆固醇和甘油三酯的作用。需要注意的是，亚麻籽油容易氧化，不耐储藏，加热时也容易发烟，所以不适合爆炒、煎、炸等高温烹调，只适用于蒸煮、煲汤、凉拌等低温烹调。此外，亚麻籽富含膳食纤维和木脂素，也有助于降低患心血管疾病的风险。

魔芋制品

魔芋制品如魔芋丝、魔芋豆腐、魔芋片、魔芋挂面等都是低热量、低脂肪、高膳食纤维的食物。其主要成分葡甘露聚糖是一种可溶性膳食纤维，吸水性强，饱腹感强，有助于减少能量摄入并避免饥饿感。在小肠中，它不能被消化吸收，又有很强的黏滞性，能吸附有机物，故而延缓葡萄糖的吸收，抑制餐后血糖的升高。它还能阻滞胆固醇吸收，促进其排泄，有助于预防血脂异常。魔芋制品适用于多种烹调方法，如炒、炖、煮、煲汤、涮火锅以及凉拌等。

有益心脏健康的营养素补充剂

鱼油

鱼油是鱼类脂肪的提取物，其主要成分是 DHA 和 EPA。在临床上，EPA 制剂能够有效降低甘油三酯及极低密度脂蛋白胆固醇的水平，且效果与剂量相关。高纯度和高剂量的 EPA 治疗可能为动脉粥样硬化性心血管疾病患者带来心血管益处。对于甘油三酯过高的老年人，推荐高纯度和高剂量的鱼油制剂（高 EPA 含量）。购买时需要关注鱼油的脂肪酸含量和类型。需要特别注意的是，鱼肝油是维生素 A 和维生素 D 的复方制剂，而不是鱼油。

辅酶 Q10

辅酶 Q10 是一种脂溶性苯醌，对心血管健康具有多方面的作用。在心脏细胞中，辅酶 Q10 含量最高，有助于心肌细胞产生能量，支持心脏功能。辅酶 Q10 还是强效的抗氧化剂，可减少氧化应激，从而保护心脏和其他细胞免受氧化损伤。基于目前的研究证据，辅酶 Q10 降低心血管代谢疾病风险的特定建议摄入量为 100mg/d。辅酶 Q10 广泛存在于各种天然食物中，但在不同种类食物中的含量差异较大。

大豆卵磷脂

卵磷脂是一种常见的膳食补充剂，具有降低胆固醇的作用，并有助于改善认知功能及维护肝脏健康。大豆是最常见的卵磷脂来源，其乳化作用会促进胆固醇与脂肪的代谢，从而降低心脑血管疾病的风险。目前没有确定卵磷脂的最佳推荐摄入量。研究中最常用的剂量为每日 0.5~2g，选择大豆卵磷脂时可向医生或药师咨询以确定安全剂量。

膳食纤维粉

充足的膳食纤维摄入有助于提升饱腹感，控制体重，还有助于改善肠道菌群环境。从防治心血管疾病的角度来看，成年人每天应摄入膳食纤维 25～40 克。除了从日常食物中获取膳食纤维，还可以服用膳食纤维补充剂，常见的有亚麻籽粉、奇亚籽粉、菊粉。

维生素 C

在心血管健康方面，维生素 C 能够促进胶原蛋白的合成，胶原蛋白可保持血管弹性。维生素 C 还能辅助胆固醇转化为胆汁酸，帮助肝脏清除体内多余的胆固醇。《中国居民膳食营养素参考摄入量（DRIs2023）》建议，普通成年人每天摄入 100mg 维生素 C 可以避免维生素 C 缺乏；从预防心血管疾病的角度，建议每天摄入 200mg 维生素 C，但每日摄入量不能超过 2000mg。新鲜蔬菜和水果是维生素 C 的主要来源，若摄入不足可以口服补充维生素 C。

维生素 E

维生素 E 是一种重要的抗氧化剂，能够抑制低密度脂蛋白（LDL）的氧化，抑制炎症因子的释放，抑制血小板聚集和血管平滑肌细胞的增殖，从而预防或延缓动脉粥样硬化的发生。

维生素 D

维生素 D 有助于改善心肌钙磷代谢，减轻血管炎性反应，调节血脂、血糖代谢，对心脏健康有多重益处。维生素 D 不足或缺乏是很普遍的，天然食物中只有富脂鱼类、动物肝脏等少数食物能提供维生素 D。当通过食物摄入的维生素 D 不足或户外活动减少时，服用维生素 D 补充剂是很有必要的。

（王兴国）

第七章

心脏的运动处方

运动与心脏健康

随着社会进步和医疗措施的不断完善，我们对健康的认识和生活质量的要求也在不断提高，这让我们深刻认识到心脏康复的重要性。而在心脏康复中，运动康复尤为重要。这并非单纯的体力活动，而是个体化、多效性的心血管疾病防治技术。

心血管疾病患者常常表现为体能下降和功能降低。大规模的研究证实，体力活动不足是心血管疾病的一个独立危险因素。因此，运动康复训练被视为心血管疾病综合治疗的重要组成部分。目前，运动治疗已经成为一种趋势，并在全球范围内得到广泛认可。

那么对于心血管疾病的患者，或代谢异常的患者（如高血压、血脂异常、糖尿病、高尿酸血症等），应该怎样运动呢？每周运动几次，一次多长时间，采取什么样的运动方式，多大的强度呢？这就要提到运动处方了。

> 运动处方是对从事体育锻炼者或患者，根据医学检查资料（包括运动试验及体力测验），按其健康、体力及心血管功能状况，结合生活环境条件和运动爱好等个体特点，以处方的形式规定运动种类、运动时应达到和不宜超过的运动强度、每次运动持续时间、每周运动次数及注意事项等。

接下来，通过介绍运动处方的制订原则、运动处方的核心内容及运动处方中有氧运动的实施方案，带大家逐步了解运动康复。

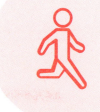

运动处方的制订原则

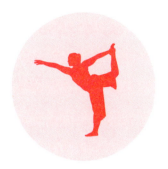

运动处方的基本制订原则包括安全性、有效性、个体化等，且必须在专业人员的指导下制订。心血管病患者在运动康复治疗中的活动量通常较日常活动量大，因此安全性是整个治疗的重中之重。安全性指运动方案应适当合理，避免发生因不恰当的运动时间、运动形式和运动强度等造成的不良事件，例如肝肾损伤、骨关节韧带损伤、诱发急性心脑血管事件（包括急性心力衰竭、心绞痛、恶性心律失常、脑卒中，甚至猝死），或加重并发症等。因此，运动前应该与医生及康复师沟通，对心率、血压、运动能力、用药和并发症及合并症等个体情况进行综合评估后，制订方案。每次运动前，要进行 5~15 分钟的热身准备活动；运动后要有大约 5 分钟的整理活动。此外，运动量和运动强度应由小到大，运动方式由易到难，逐步增加，以适应个体的体能和健康状况。

心血管病患者的运动应以有氧训练为主，可适当辅以力量训练。对于肥胖的心血管病患者，建议以消耗能量为目的，选择长时间、低至中等强度的有氧耐力运动为宜，若骨骼肌发生萎缩，则以重建骨骼肌为主，选择抗阻训练，并且运动间隔时间不宜超过 3 天。对无禁忌证的心血管病患者而言，建议每周至少进行 150 分钟的中等强度（50%~70% 最大心率）的有氧体力活动，可分 3 次进行。个体化的运动处方是指根据心血管病患者的病程、严重程度、合并症等心血管病本身的特征，并综合考虑患者的年龄、经济状况、社会、家庭情况、运动环境等多种因素，量身定制运动方案。个体化需要考虑的因素包括基础心脏疾病、心脏功能、心肺功能指标（如运动负荷试验、运动时的血流动力学反应、心肌缺血情况及缺血阈值等），个人的运动史、运动能力及运动条件等。

心血管病患者若存在下列状况，应视为运动锻炼的绝对或相对禁忌。

❶ **急性感染**：患者处于并发急性感染，尤其是发热时，应避免运动，直到感染得到控制。

❷ **未控制的高血压**：对于血压超过 180/120mmHg 且未得到药物控制的患者，应推迟运动，直至血压稳定。

❸ **严重心功能不全**：如果患者稍微活动就感到胸闷或气喘，表明心功能严重不全，运动可能会加重病情，甚至诱发急性心衰。应在心功能稳定后再考虑运动。

❹ **严重眼底病变**：眼底出血或其他严重眼底病变的患者，在开始任何运动前应咨询医生，并选择合适的运动形式。

❺ **新近发生的脑卒中**：脑卒中恢复期患者应首先进行专业的康复训练，并在病情稳定后，逐步过渡到运动康复。

在排除上述禁忌后，患者可以根据自身的兴趣、爱好以及环境条件选择适合的运动形式，如步行、慢跑、游泳、划船、阻力自行车、有氧体操等。另外，如太极拳、八段锦、五禽戏等传统运动，不仅能锻炼身体，还能修身养性。

不难发现，以上每个方面都需要专业人员的指导。作为运动治疗的专业指导人员，必须具备心血管知识、基础疾病知识、运动生理学、运动生化学、运动营养学、运动医疗监督、运动损伤预防和处理等知识结构和应用技能，才能确保运动治疗的有效性和安全性。

运动处方的核心内容

运动处方是为心血管病患者康复而制订的详细运动计划，其具体内容应包括运动类型、运动强度、运动时间、运动频率、运动注意事项等内容。运动类型包括有氧运动、力量训练、柔韧性训练、协调性训练、平衡性训练等。

对于心血管病患者而言，有氧运动是康复过程中的基础，能有效提升有氧能力并改善生活质量。推荐的运动项目包括中低等强度的有氧体操，如医疗体操、健身操、木兰拳、太极拳等。此外，也可以选择一些娱乐性的球类活动，如门球、保龄球、羽毛球等，以增加运动的乐趣。

力量训练对于心血管病患者来说同样重要，它有助于增强肌肉力量和改善身体功能。然而，由于心血管病患者进行力量训练的风险较高，应在专业人士的指导下进行，避免自行训练。力量训练可以采用大型器械或哑铃、弹力带等小型器械。

柔韧性、协调性和平衡性训练对于提高患者的整体运动能力同样重要。它们通过多样化的动作练习，提高身体的灵活性和协调性，有助于预防运动损伤。

最后，对于心血管病患者，结合有氧耐力训练和间歇性力量训练是一种良好的运动方式，可以全面提高患者的身体素质和康复效果。

有氧运动的实施方案

通过上述内容，我们对心脏康复运动有了基本的了解。现在，让我们进一步探讨如何制订有氧运动处方，以实现运动康复的目标。有氧运动能力，即心肺耐力，是人体运动能力的基础。研究显示，有氧运动能力的提高与全因死亡率的降低呈负相关，因此它在运动康复中占据核心地位。

在开始有氧运动前，必须对患者的有氧运动能力进行评估，这包括心肺功能的测定。评估方法分为器械评估和徒手评估两种。

· 器械评估法包括心肺运动试验和心电图运动负荷试验。

· 徒手评估法包括 6 分钟步行试验、2 分钟踏步试验和 200 米快速步行试验等。

在选择运动方式时，应优先考虑能够激活大肌肉群的持续或间歇性运动，如走路、慢跑、骑自行车、游泳、跳绳、划船和爬楼梯等。选择哪种运动还应考虑可用的设施，如体育场馆、游泳池或健身中心等是否方便。

> 运动频率建议为每周 3～5 次，对于体力较差的患者，可以调整为每周 1～2 次。运动持续时间通常推荐为 20～30 分钟，这是指实际有氧运动时间，不包括热身和整理运动。运动时间过长可能会增加关节损伤的风险。

运动强度的设定是运动处方中至关重要的一环，它应根据患者的运动目标量身定制。心肺运动试验是常用的评估方法，可以测定患者的最大摄氧量和无氧阈，为设定运动强度提供依据。最大摄氧量是指在递增负荷的运动试验中，摄氧量达到平台期的值。无氧阈是指肌肉代谢从有氧过渡到无氧的临界点。有氧运动的合理强度通常为最大摄氧量的 40%～80%，身体状况较差的患者应从较低的强度开始，并结合主观体力感觉评分来调整。

综合考虑运动形式、时间、频率和强度后，我们可以制订出针对个体的心脏康复运动方案，即运动处方。这些处方应由专业人员根据患者的具体情况制订，以确保运动治疗的有效性和安全性。

（徐鹤）

冠心病患者的运动康复

 ……

运动康复的目标和方法因患者所患的疾病及疾病所处的阶段而异。我们将运动康复时期分为Ⅰ期康复（住院期康复或急性期康复）、Ⅱ期康复（出院早期门诊康复）、Ⅲ期康复（院外长期康复）。Ⅰ期康复的目标是促进患者功能恢复，改善其心理状态，帮助患者恢复体力和正常生活能力，以便患者在出院时能够基本生活自理，避免长期卧床带来的不良反应，如运动耐量减退、关节僵硬、血栓栓塞并发症等。同时，缩短住院时间，为Ⅱ期康复奠定基础。Ⅱ期康复的目标是进一步稳定和改善患者的健康状况，优化药物治疗方案，控制危险因素，增进体能，帮助患者重返工作岗位和社会及家庭生活。Ⅲ期康复为心血管事件后至少1年的稳定期患者提供预防和康复服务，帮助患者维持已经养成的健康生活方式和运动习惯，以降低心脏病再次发作或其他心血管疾病发生的风险。

接下来，我们继续了解冠心病患者中急性心肌梗死及稳定型心绞痛这两类病症，在不同康复时期的运动康复。

Ⅰ期康复

急性心肌梗死的Ⅰ期康复：运动内容主要包括早期的离床活动（床上、床边活动）和病房内外的活动，一般不建议进行抗阻运动。康复从床上的被动运动开始，逐步过渡到坐位、坐位双脚悬垂在床边、床边站立、床边行走、病房内步行，以及上一层楼梯或固定踏车训练。冠状动脉搭桥术后患者需进行呼吸训练，以预防肺部感染。训练强度应控制在低至较低水平，心率较静息心率增加 20bpm 左右或 RPE（自感劳累分级）评分小于 12；若患者感觉费力，则应减少运动量或日常活动。运动的频率、时间、方式等应由心脏康复师根据患者情况进行专业的评估后制订，且严格遵守运动康复的适应证及禁忌证，以避免不良事件的发生。

稳定型心绞痛的Ⅰ期康复： 运动内容以有氧运动为主。运动的频率为早期阶段（住院第 1~3 天）2~4 次 / 天，后期阶段（住院第 4 天及以后）2 次 / 天。康复干预通常于入院后 24 小时内开始，但如果患者病情不稳定，应延迟至 3~7 天后进行。应根据患者的不同情况调整运动强度的上限，在无症状时推荐的运动强度通常为 RPE≤13。刚开始运动时，应在能耐受的范围内进行间歇运动，每组持续 3~5 分钟，间歇时患者可根据自己的情况选择慢走或完全休息，且休息时间短于每段运动的时间，尝试以 2：1 的运动：休息时间比进行，当运动持续 10~15 分钟时，逐渐增加强度至能够忍受的程度。运动方式可以逐渐从自理活动增加到 3~4 次 / 天、短到中距离的 50~500 步的最小限度或无协助地慢走，直至患者可以完成步行活动以外的其他活动。

Ⅱ期康复

Ⅱ期心脏康复（院外早期康复）是心脏康复的核心阶段，一般在患者出院后 1~6 个月内进行。这个阶段包括评估与危险分层、运动处方、二级预防与健康教育、心理支持等，目标是帮助患者恢复日常活动能力，重返工作和社会。行经皮冠状动脉介入治疗（PCI）和冠状动脉搭桥术（CABG）的患者常规于术后 2~5 周进行运动康复。但需要注意的是，不稳定型心绞痛、严重心律失常、未控制的高血压（静息收缩压＞160mmHg、静息舒张压＞100mmHg）、纽约心脏病协会（NYHA）心功能Ⅳ级患者不适合进行运动康复。门诊康复计划应该由医师监督制订，并定期门诊随访，调整药物和康复计划。

心脏康复已成为各种心脏疾病的治疗方法之一，主要针对人群包括病情稳定的冠心病患者，如无症状性心肌缺血、稳定型心绞痛、急性心梗及陈旧性心梗（含）恢复期、冠脉血运重建术（PCI 或 ABG）后；瓣膜置换或修复术后、心脏或心肺移植术后；稳定型慢性心力衰竭、外周动脉疾病（如间歇性跛行）；存在冠心病危险因素的患者，如高血压、血脂异常、糖尿病、肥胖等。

Ⅲ期康复

Ⅲ期心脏康复（家庭康复）是指出院 1 年甚至更长时间后进行的心脏康复，以维持健康的生活习惯、控制危险因素和构建有效的健康管理方式为目标。长期接受家庭康复治疗的患者，其运动耐量和健康相关的生活质量可以显著改善。主要内容为定期到社区复诊、调整药物、控制危险因素和健康咨询等，主要目的是使患者根据自身情况和医生开具的运动处方进行有效、适度的心脏康复训练，以防止疾病复发、恢复正常工作与生活。

心脏康复的五大处方

完整的医学评估，有助于康复治疗团队评估患者的身体能力、医学情况、是否患有其他疾病，以及心理需求。康复医师根据这些资料为患者制订安全有效的个体化康复方案。心脏康复的五大处方包括药物处方、运动处方、营养处方、心理处方、戒烟处方。

药物处方：规律服药是基础，对于大多数心血管疾病患者，需要长期、规范地进行药物治疗，并且一定要在医师的指导下服药，不可随意停药或增减药量。

运动处方：运动是心脏康复的核心，也是决定康复治疗效果的关键因素。选择合适的运动方式，控制好运动频率、时间、强度、类型，并注意运动的安全性，建议在医师的指导下循序渐进地进行，避免过度劳累。对于血压过高、心衰未控制或有运动性胸痛的患者，不建议进行运动。对高龄老人，建议有家属或护理人员陪伴。运动期间如有心脏不适，应立即停止运动，并及时与医师沟通，调整运动方案。运动形式一般包括有氧运动，通常为低、中等强度且持续时间较长的耐力运动，如步行、骑车、中国传统拳操等。运动方式主要分为间歇性运动和连续性运动。间歇性运动的优点是可以获得较强的运动刺激，同时时间较短，不至于引起不可逆的病理性改变；其缺点是需要不断调整运动强度，操作比较麻烦。连续性运动的优点是简便，患者比较容易适应。合理的每周总运动量为 700 千卡～2000 千卡（相当于步行 10～33 公里），若运动量＜700 千卡／周，只能维持身体活动水平，而不能提高运动能力，且每次运动都必须包括热身活动、训练活动和整理活动。

营养处方：推荐均衡膳食，确保营养素的全面摄入，以避免营养不良。对于合并高血压、糖尿病的老年患者，建议采取低盐、低脂饮食，控制含糖食物的摄入量，保持血糖平稳。

心理处方：老年患者长期受多种慢性疾病的困扰，可能会出现焦虑、抑郁、失眠等心理健康问题，这些问题可能会对心血管疾病产生不良影响。对于轻度焦虑、抑郁、失眠的患者，应及时给予心理疏导；对于重症患者，需要在心理医生的指导下进行药物治疗。

戒烟处方：戒烟可以有效降低心血管疾病发生和死亡的风险，戒烟的长期获益与药物治疗相当，是一种经济有效的干预手段。患者应避免主动吸烟和二手烟的暴露，建议所有患者避免在工作、家庭和公共场所接触环境烟草烟雾。

 心脏康复作为心血管疾病二级预防的重要组成部分，是心血管疾病从急性期到二级预防的重要一环。患者出院后定期到医院接受规律的康复指导很重要，这有利于医师对患者的健康状况进行重新评估，并根据患者的病情进展与变化做出新的健康指导。长期规律的心脏康复治疗能够有效降低全因死亡和心脏相关死亡的风险，并改善患者的生活质量，减少再入院的可能性。

（王贺妍）

急性心梗后心衰患者的运动方法

急性心肌梗死（AMI）是冠状动脉持续、急性缺血缺氧，引发大面积心肌坏死的严重急症。随着医疗条件的改善，AMI 的死亡率已得到初步控制，但部分患者仍可能发展为心力衰竭，即心梗后心衰，其发病机制有别于非心梗相关的心衰，主要是由于心梗后心肌细胞丢失（包括凋亡和坏死）及心肌坏死引发的免疫损伤，这些因素触发了严重的炎症反应，进而加重了组织功能受损，最终导致心脏重构和心衰的发展。

 ……

心梗后心衰的发生显著增加患者的死亡率和再入院率，严重影响患者的生活质量。除了尽早进行血运重建和规律的药物治疗，心脏康复治疗对这类患者的益处已在临床上获得广泛认可。传统的康复治疗建议患者绝对卧床至少 1 周，而现代心脏康复模式主张在药物或介入治疗有效控制病情后，尽早开始康复治疗。但是，不恰当的运动锻炼可能加速疾病进程、诱发心律失常甚至心源性猝死，故急性心肌梗死患者早期运动康复的安全性仍是医护人员考虑的关键。

心脏康复治疗可调节交感神经系统、肾素－血管紧张素－醛固酮系统的活性，同时抑制炎症因子的过度表达，提升心肌与骨骼肌的有氧代谢能力，改善血管内皮功能，并逆转心肌重构。这些效果有助于改善心脏功能，提高运动耐量，提升生活质量，减少不良事件的发生。心脏康复治疗应该贯穿冠脉事件或介入治疗的整个过程中。在开展康复治疗时，应让患者充分了解心脏康复的益处，并鼓励其规律地参与运动，教会他们如何掌握合理的运动强度及自我调节方法。一般来说，心脏康复治疗分为三期，每个阶段的"运动目标"和"训练强度"各有不同。

Ⅰ期康复的目的是减少 AMI 的并发症，尽早恢复患者的日常生活和自理能力。AMI 患者应尽早进行血运重建，并配合规律的药物治疗。Ⅰ期康复运动可在病情稳定后 24 小时内开始，而病情不稳定者应推迟 3～7 天至病情稳定后再开始。Ⅰ期康复运动必须在具备心电监护的条件下进行。病情相对稳定后，可允许患者床边活动，如坐床边椅、在旁人协助下洗漱、进餐等。在活动耐力范围内，可鼓励患者进行部分自理活动，以增强自我价值感。病情稳定后第 5～7 天，根据病情可进行病室内行走、室外走廊散步，在旁人帮助下如厕、洗澡，试着上下一层楼梯等，直至在病房中能够自如地完成进餐、洗漱等日常活动。通常在病情允许的前提下，为患者启动康复治疗越早越好，并遵循循序渐进的治疗原则。同时，运动后病情评估也十分重要，包括有无新发或再发胸痛、严重心律失常，有无明显心力衰竭失代偿表现，必要时配合医护人员进行心肌酶的复查，确保无心肌酶反弹性升高。

Ⅱ期康复的目的是控制危险因素，改善心脏功能，在医师指导下建立健康的生活方式。Ⅱ期康复运动通常在出院后 1～6 个月进行，建议患者到医院由具有心脏康复治疗背景的医师进行专业的运动耐量评估，在门诊心电监护下进行运动，以评估病情并确定可耐受的运动强度。患者出院后第 1 个月的活动量应保持在出院前的水平。第 2 个月后活动量逐渐增加，如室外散步、做保健操、打太极拳、快慢交替走等。无论做什么活动，都必须以不出现心慌、气短、心前区疼痛、憋闷等症状为宜。体能差的患者，运动强度建议控制在最大心率的 40%～50%，随着体能改善，逐步提高运动强度；对于体能好的患者，运动强度建议控制在最大心率的 80%。通常采用心率评估运动强度，以不超过每分钟 120 次为参考。目前主张 AMI 患者以低强度有氧运动为主，如慢跑、游泳、快步走、太极拳等。应避免无氧运动，如短跑、举重、跳高、跳远、拔河、俯卧撑、潜水以及高强度肌力训练等。

Ⅲ期康复的目的是维持心脏康复治疗的效果，保持健康的生活方式，避免相关疾病复发。Ⅲ期康复运动治疗应在 AMI 后 6 个月至 1 年内开始，且贯穿终生，目的在于维持已形成的健康生活方式和运动习惯。对于低危患者无需医学监护，中、高危患者仍建议在医院具备心电监护的条件下进行体育锻炼。间歇性高强度的运动与持续性中强度的运动相比较，有着更好的效果，能改善患者的运动耐量、心脏功能以及日常生活质量，最佳方式是快慢结合的步行，10~15分钟/次，3~4次/周。患者可以在医学监护下锻炼（如在二级医院或三级医院的心脏康复中心），并继续接受营养、生活方式、控制体重方面的健康教育和咨询，学会正确的锻炼方法及健康的饮食和生活方式后，不再需要医学监护，只需终身维持健康状态，按时按量服用药物，并定期接受随访。

（杨薇）

冠心病患者的性生活管理

近年，我国冠心病患者数量呈上升趋势，并患者年龄呈年轻化趋势。得益于冠状动脉介入诊疗或溶栓治疗等再血管化手段，很多急性心肌梗死患者可以及时得到救治，从而改善其预后和生活质量。然而，作为一种严重的心血管疾病，冠心病对患者的身心健康仍产生多方面的影响，包括心理健康、日常活动能力等，从而在不同程度上影响其生活质量。

> 经历冠心病或相关心血管事件后，患者可能会遇到各种心理挑战，这在男性和女性患者中都很常见。比如，心肌梗死后，患者可能首先感到生命的脆弱，担心自己的健康状况；当急性期过后，他们可能会对未来的生活质量、工作能力以及性功能感到忧虑。
>
> 有关性生活可能比其他同等强度的体力活动带来更高风险的错误观念，可能会使患者产生不必要的心理负担，对性生活感到恐惧或回避。这种心理状态可能会导致性欲减退、性活动频率降低，部分患者甚至可能出现性功能障碍。患者的伴侣同样会出现类似的担忧，过度的谨慎可能会导致欲望丧失或性唤起障碍。

性生活引发猝死或急性心肌梗死的风险相对较低，尤其是在家庭环境中，与固定的性伴侣，且没有应激状态，没有过量进食及饮酒的情况下。冠心病患者应按时按量用药，病情稳定时是可以过性生活的，但是要注意频率不要过高，时间不要过长，动作要轻柔，以患者的身体承受能力为限。

一般来说，发病后的 4 个月内要绝对禁止性生活，根据治疗情况和病情稳定情况可逐渐恢复。如有心律失常或心力衰竭等并发症，禁欲的时间应延长至发病后 6~8 个月。若超过 6~8 个月，患者仍处于心功能不全的状态，特别是心绞痛发作比较频繁、持续时间较长，仍存在呼吸困难、心悸等症状，在这种情况下就要多休息，避免性生活，并且积极地进行治疗，控制原发病。

最好在医生监护下做心肺运动试验，以评估患者的运动能力和运动风险。性生活的能量消耗通常是低到中度（3~5 个代谢当量），与爬两层楼梯消耗的能量相当。有条件的患者可接受规律的心脏康复治疗，包括平板运动试验、踏车运动，甚至抗阻训练等。患者如能完成 3~5 个代谢当量的运动且无心绞痛、呼吸困难、缺血性 ST 段改变、发绀、低血压或心律失常等情况，在熟悉的环境里进行性生活时发生心肌缺血的风险就会降低。

所以对于希望进行性活动的患者，事先应进行全面的健康检查，规律地进行药物治疗，定期参加心脏康复治疗和运动。

（徐鹤）

第八章

心脏的

心理处方

心理与心脏健康

心理因素和身体因素的关系

心理因素到底是如何引发身体疾病的呢？

当我们形容一个人非常伤心时，有时会说"心都碎了"。在现实生活中，人真的会"心碎"吗？答案是真的。但此"心碎"非彼"心碎"。人在面临巨大的情绪刺激时，有可能会出现因交感神经过度兴奋导致的突然出现的剧烈胸痛、胸闷、气短等症状，严重者可昏迷甚至猝死，这种情况被称为"心碎综合征"，医学上又叫"应激性心肌病"。在这类患者的心脏造影上，可发现左心室基底部狭窄、心尖呈球形膨隆，很像日本人过去用来捉章鱼的陶罐，因此这个病以前也被称为"章鱼壶心肌病"。但是，在经历类似的精神心理应激事件时，每个人的身体做出的反应不尽相同，只有极少数人会出现如此严重的应激反应。这是因为我们面对精神心理应激事件的反应程度，受个人性格、人生阅历以及家庭社会环境等因素的影响。

情绪激动时我们会心跳加速，害羞时面部血管扩张我们会脸红，遇到危险时，我们会呼吸加快、心跳加快、血压升高……这些都是人体的正常生理反应，刺激消失，反应就会停止，这类反应对人体危害不大。但是精神刺激和精神压力引起的负面情绪，如焦虑、抑郁、紧张、恐惧及愤怒等，如果持续存在，就会通过中枢神经系统，也就是我们的大脑，影响身体的功能状态。长期的精神压力会导致免疫系统功能下降，降低身体对疾病的抵抗力，增加感染和发生炎症的风险；负面情绪如抑郁、焦虑等会导致心血管系统的功能变化，增加患心脏病和脑卒中的风险，还会影响消化系统的正常功能，导致胃肠道问题，如胃痛、消化不良、肠易激综合征等。

　　人心就像一个房间，如果房间里很潮湿，你却一直不开窗，房间就会慢慢发霉，最终可能引发身心疾病。当身体或心理任何一方产生疾病时，另一方也必将受到影响。身体健康是心理健康的基础，而心理健康反过来又能促进身体健康。漫漫人生路，难免会遇到伤心难过的事情，在处理悲伤等负面情绪时，我们必须找到自己的方法，如想哭就哭出来、与亲朋好友倾诉、接受事实、转移注意力、寻求医师或心理咨询师的帮助等。

心理因素和心血管健康的关系

　　我们在日常诊疗中，不时会遇到这样一类患者，他们因心悸、胸闷、气短、胸痛或难以描述的心前区不适感在深夜慌慌张张地来到急诊，自认为得了严重的心脏病，但经检查，心电图、心肌酶谱、超声心动图等均未见异常。这类患者往往并非患有器质性心脏病，而是患有一种以心血管症状为主的功能性障碍，即心脏神经官能症（心脏躯体化

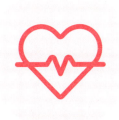

障碍），与心理社会因素相关的自主神经调节异常有关。多见于 20～40 岁中青年女性或围绝经期女性，主要表现为心悸、心前区疼痛、胸闷、呼吸困难等，或伴有乏力、头晕、头痛、失眠、多梦、食欲不振等神经衰弱症状，症状反复易变，患者反复就诊，严重者可影响正常的生活和工作。

　　早在 1980 年，美国心身医学研究所将心理和社会因素在疾病发生、发展中起重要作用的躯体疾病定义为心身疾病。其中，明确原发性高血压、冠状动脉粥样硬化性心脏病、冠状动脉痉挛、神经源性心绞痛、阵发性心动过

速、原发性心动过缓、功能性期前收缩和心脏神经官能症等心血管疾病与精神心理因素相关，即目前所指的心理心脏病范畴。1995 年，我国著名的心脏病学专家胡大一提出了"双心医学"的概念，其内涵可理解为心脏病患者既有器质性疾病，又有心理性疾病。心理性疾病可发展为器质性疾病，器质性疾病又会引发新的心理性疾病。二者发生在同一个人身上，相互依存，互为因果。

| 心理因素对心脏健康到底有多大的影响？ | 随着研究的深入，越来越多的证据支持心理健康问题与心血管疾病之间的生物过程和行为因素存在因果关系。心血管疾病的发生、发展可能会影响患者的精神心理状态，导致焦虑、抑郁情绪的出现，而不良的精神心理状态也可能加剧心血管疾病的病理性变化，影响预后。临床观察表明，情绪激动可能会诱发心绞痛。这是由于在情绪激动时，神经系统处于高度兴奋状态，导致血液中儿茶酚胺水平上升，引起血管收缩和血压升高，从而增加心肌的耗氧量。在某些情况下，这可能诱发心绞痛，甚至诱发急性心肌梗死。 |

　　在评估和管理心血管疾病患者或有心血管疾病危险因素的患者时，可考虑心理健康因素，在躯体药物治疗的基础上，采取心理健康干预措施可能对心血管健康产生有益影响。我们应该像爱惜自己的身体一样，重视自己的心理健康，为自己选择合适、合理的生活方式，保证身心的共同健康。

（张美娇）

改善焦虑的方法

随着社会的不断发展和进步，人们的生活水平得到了极大的提高。在物质生活得到满足的同时，我们逐渐发现了一些新的问题，一些隐藏在温饱之后、隐藏在身体疾病之下的问题——心理问题。

大家可能觉得自己很健康，潜意识里认为心理疾病都是精神疾病，离自己很远，但其实它就在我们身边，甚至可能发生在每个人身上。工作压力的增大、家庭琐事的烦扰、生活节奏的变化，日常生活中我们最容易感受到的不良情绪就是焦虑。焦虑的表现形式有很多种，你可能会因为某一件事情突然觉得紧张、不安、害怕、恐慌，严重时甚至出现发抖、心慌、胸闷、睡眠障碍等症状，这些可能都是焦虑导致的。现在有没有发现自己的很多不适感其实是焦虑的情绪造成的呢？

> 适度的焦虑也可能激发人们的潜能，例如，会让你做事情更加专注，提高应对工作压力的能力。但是万事皆有度，当你因为这些情绪感到明显不适或痛苦时，就是焦虑过度了。严重的焦虑可能会让我们感到格外疲劳，做任何事情都难以完成，常常吃不下饭、睡不着觉，日常生活受到严重影响。长期的过度焦虑甚至可能增加患高血压、冠心病、胃肠疾病等的风险。

那么针对这种常见的不良情绪，我们应该怎样去面对和克服呢？下面为大家介绍几种可以改善焦虑的方法。

音乐疗法

音乐作为一门艺术已经存在了很多年，在语言形成初期就已存在，那些咿咿呀呀的语调也许就是音乐最早的萌芽。在生活中，大众普遍把音乐视为一种消遣、娱乐的方式，它可能会给你带来心情上的愉悦。听音乐时我们会感到身心放松，会根据音乐的风格调动内心的想象，随着音乐的节奏、音调高低与之互动，转移我们当下焦虑情绪中的注意力。

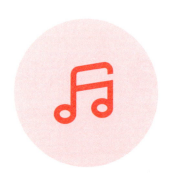

在医学领域，研究表明音乐可以改变自主神经系统的活动，可能有助于减少肾上腺素的释放，促进全身肌肉放松、血压降低、心率减慢，从而缓解焦虑带来的紧绷感。

当然，在挑选音乐种类时，我们尽量去接触一些古典音乐和轻音乐，舒缓的节奏、明快的曲风可能会给你带来一次心灵上的洗涤与放松。

加强运动

"生命在于运动。"如果能在生活中贯彻这句话，那将对你的健康大有裨益。

运动对身体的好处广为人知，不但可以强身健体，还可以健美塑形。通过运动，人们可以减少多余的脂肪，预防肥胖，从而降低患糖尿病的风险。运动还可以降低血脂，延缓血管硬化的进程，降低心脑血管疾病的发生率，预防急性心脑血管事件的发生。

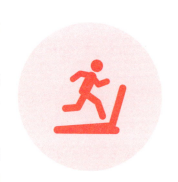

拥有一个健康的身体，这本身就会减少很多因疾病而产生的焦虑情绪。而且，在运动时人体会释放多巴胺及内啡肽等化学物质，这些物质会让人放松身体，减少负面情绪，提升愉悦感。找到自己喜欢并且适合的运动方式，将运动当成释放不良情绪的途径，在调动身体活力的同时，内心的负面情绪也会得到缓解，内心获得平静。《柳叶刀·精神病学》杂志上发表的研究表明，每周锻炼 3～5 次，每次 45 分钟，与改善心理健康显著相关。但是，运动时应注意适度，过犹不及，量力而行。

学会读书

所谓读书，是指长时间集中注意力阅读大量文字的行为。深度阅读可以让你的内心平静下来，通过长时间沉浸在书籍的世界中，去获得世俗之外的畅快感，这有助于缓解焦虑情绪。

之所以称之为读书，而不是阅读，是因为阅读的含义过于广泛。用手机看微博、刷抖音、看公众号等，可能会带来一时的轻松，但不足以有效地缓解焦虑，甚至可能会适得其反。

真正的读书可以让人变得平静，冷静地去思考现状。无论书中的内容对你是否直接产生益处，读书本身都是对心性的磨炼，沉下心来感受读书的真谛，洞悉内心深处的声音，与智者碰撞出思想的火花。每本书读到最后，都能丰富我们的生命体验，拓展认知的边界。

静坐与冥想

对于有阅读障碍的人，尤其是老年人，更适合选择哪种方式来调节情绪呢？

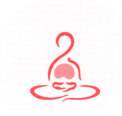

从临床的角度看，冥想和静坐这类简单的放松方式更适合老年人，无论是对老人的生理方面还是心理方面都具有改善作用。不仅可以减轻焦虑，缓解情绪波动，还可能有助于改善一些慢性疾病的症状，提高生活质量。

要进行冥想和静坐，需要具备哪些条件呢？先关掉手机，找一个安静不被打扰的空间，然后选一个背部有支撑的位置坐下，保持身体挺直、肩膀放松、心态平静。在放空思绪的同时，将注意力集中在呼吸上，缓慢地呼气和吸气，专注于身体的感受，从而达到放松身心、缓解焦虑的目的。建议每天进行 15 分钟左右的静坐冥想，长久坚持才能达到理想的效果。

寻求医疗帮助

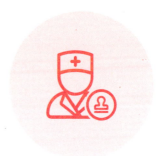

如果学习并使用了很多缓解焦虑的方法后，自身的情绪仍未觉得好转，也不要害怕或逃避，而是要正视自己的不良情绪，主动寻求医疗帮助。情绪问题并不可耻，也不代表你一定患有精神疾病。常见的医疗手段，无论是心理治疗、经颅磁刺激，还是药物治疗，都是安全可靠的方法。要相信医生，允许医生帮助我们改善情绪。

除了以上提到的多种方式，我们还可以通过保证充足的睡眠、维持良好的社交关系、练习深呼吸等方式有效地缓解焦虑。只要选择一个适合自己的方法，并为之坚持，我相信你的焦虑情绪会逐渐减轻并消失。

 ......

介绍了这么多缓解焦虑的方法，那么焦虑的本质到底是什么？

焦虑问题专家埃德蒙·伯恩指出，焦虑并非源自外界具体的事物或情境，而是源自我们想象中的危险。这个危险并不在眼前，而且真实发生的可能性也微乎其微。面对这种对未来不确定性的担忧，我们要怎么做才能够预防焦虑的出现呢？

正确的任务规划

无论是在生活还是在工作中，我们想要追求的越多或达到的层次越高，就越容易感受到焦虑。当我们开始质疑自己时，就应该回头看看之前设定的目标是否在自己可承受的范围内，尽量不要给自己设置多重任务，且多个任务之间在时间和空间上也要避免冲突。在面对复杂问题时，学会将问题拆解成多个可以实现的小目标，为自己制订专属的计划表，根据规划逐步完成任务。

合理的时间分配

找到自己的生物钟，了解自己何时做哪些事的工作效率最高，比如上学时有些人喜欢早起读书，有些人喜欢睡前背单词，这些都是我们独特的习惯。当找出自身的规律后，你要学会把最重要的事情放在效率最高的时间去做，这样会事半功倍。同时给自己留一些放松的时间，劳逸结合才能够更好地恢复，从而投入到新一轮的挑战中去。

良好的人格特质

人无完人，我们每个人都有自己性格上的弱点，比如内向、胆小、敏感、追求细节等，这些常常会让人更容易感到焦虑。如果我们能够克服或接受自己性格上的不足，就会减少焦虑出现的机会。良好的社交关系有助于弥补我们性格上的缺陷，把自己置身于群体中，在交往中寻找各自的闪光点，互补互助，帮助自己逐渐成长。

焦虑可能会发生在我们每个人身上，它并没有想象中那么可怕，只要你去正视它、克服它。我相信这些方式会给你带来一些帮助，希望大家都能拥有健康的心境，去度过平凡的一生。

（蔺建文）

重视抑郁症的危害

| 什么是抑郁症？ | • | 抑郁症（depressive disorder）是精神障碍的常见类型，表现为多种独特的症状组合，其主要的症状是持续的情绪低落、兴趣缺乏、快感缺失、注意力不集中、睡眠障碍、疲劳乏力、自杀观念和体重改变等。目前抑郁症已成为世界范围内致残的主要原因之一。中国精神卫生调查显示，我国成人抑郁障碍终生患病率为 6.8%，其中抑郁症为 3.4%。 |

抑郁症的危害

抑郁症对患者的危害

情绪消极，思维悲观自责

抑郁症患者的思维消极、悲观、自责和自卑，把自己看得一无是处，感觉自己对不起他人和社会，常伴有对任何事情都不感兴趣的情感症状。

思维反应迟钝，行动能力渐失

症状严重的抑郁症患者，其最主要的症状表现在情绪上的变化。起初可能表现为短暂的情感体验能力减退，如无精打采，对一切事物都不感兴趣。

各种躯体问题缠身

抑郁症会导致睡眠障碍，如入睡困难、早醒或睡眠不足，也会使患者的食欲减退、体重明显下降或上升、性欲减退、头痛等。由于情绪低落，患者还容易出现胸闷、气短、便秘、胃痛等症状。美国国家心理健康研究所的研究报告显示，抑郁症还会增加患心肌梗死的风险。

社交障碍

抑郁症会导致社交障碍，使患者对人际交往产生恐惧和回避心理。

工作困难

抑郁症会影响患者的工作效率和能力，使他们很难完成日常工作任务。

强烈的自杀冲动

自杀企图和行为是病情严重的抑郁症患者最危险的症状之一，可以出现在症状严重期，也可出现在早期或好转期。患者往往事先有周密计划，行动隐蔽，以逃避医护人员及家属的注意，因而自杀成功率很高。

抑郁症对家庭的危害

情绪影响

> 抑郁的人常常情绪低落，或是容易愤怒、易被激惹，这些情绪在家人面前表现得淋漓尽致，家人极有可能不知道自己哪句话、哪个动作或什么眼神就惹得抑郁症患者不高兴或愤怒，这对于长期与抑郁症患者生活在一起的亲人而言，具有极大的挑战性和压力。

经济负担

> 由于重度抑郁症患者丧失了正常的社会功能，他们往往很容易失去经济来源。此外，抑郁症治疗一般持续较长时间，治疗期间所用药物、所接受的心理治疗、所需的护理工作都会耗费大量的人力、财力，给家庭造成较大的经济负担。

抑郁症对社会的危害

降低效率

> 抑郁症患者缺乏做事的动力，思维迟缓，记忆力下降，注意力难以集中，导致工作效率下降。比如，一向思维敏捷的研究人员或白领人士患上抑郁症后，会很难继续胜任日常工作；平时学习成绩优秀的学生患上抑郁症后，成绩也会显著下降。抑郁症患者遇事总是习惯逃避，常用消极的态度去对待工作和学习，这些情况会极大地降低社会效率。

影响管理

> 对于抑郁症患者来说，迟到、早退、不上班、休学等可能成为常见现象，这给组织机构和管理者的管理工作带来了很大的困扰。

重点关注人群

青少年抑郁

随着社会节奏的加快，抑郁症患者越来越年轻化。数据显示，50%的抑郁症患者为在校学生，18岁以下的抑郁症患者占总人数的30%，这表明青少年群体正逐渐成为抑郁症发病群体的主要部分之一。青少年抑郁症的患病率已达15%～20%，接近成人患病率。有研究认为，成年期抑郁症可能在青少年时期已发病。

在青少年中，分别有77%和69%的患者在人际关系和家庭关系中易感到抑郁。此外，63%的青少年患者在家庭中感受到严苛或被控制、被忽视或缺乏关爱，以及存在冲突或家暴等行为。

对青少年患者而言，父母是其就医前极为关键的一环。父母能否及时察觉孩子的情绪变化，并给予有效的关注和引导，在很大程度上决定了孩子未来的病情发展。很多家长只看到孩子的行为表现，却忽视了其背后的情绪和心理状态，把问题简单地定性为不爱学习、青春期叛逆或者意志力薄弱。这种态度可能会导致青少年的抑郁之路"道阻且长"，甚至出现自残、自杀等倾向。

因此，青少年罹患抑郁症的问题不容忽视，社会、家庭和个人应共同努力，构建一个支持性的动态系统，相互影响，促进积极的改变。

职场抑郁

近年来，职场抑郁正侵袭着"打工人"。在众多职业中，互联网和教育培训行业成了职场抑郁的"重灾区"，当工作繁重、自我要求过高，令人倍感压力时，很容易引发生理和心理上的各种症状，比如失眠、焦虑、持续性困倦，甚至头痛、呕吐等。

此外，因为对疾病没有正确认识，一些人把抑郁症和其他精神疾病划等号，很多职场人被笼罩在病耻感之中，不愿透露病情，更不愿就医。

女性抑郁

在抑郁症患者中，女性占比为 68%，远高于男性。诸如月经周期、妊娠、围绝经期的激素变化等与女性生殖相关的抑郁症亚型，也被称为生殖性抑郁症。抑郁症不仅会影响女性的身体健康，还会影响她们的社会关系、职业生涯和自我价值感，而且由于生理激素变化和外界刺激等因素的综合作用，会使她们的病情会变得更加复杂。

产后抑郁

社会家庭角色的变化、哺乳、家庭关系等，是诱发产后抑郁的主要因素。产后抑郁的临床特征与抑郁症相似，都伴随着长时间的心境低落、易怒易悲、社交减少、自我价值感低、生活无意义感加重、失眠或倦怠，食欲、性欲减退等症状，严重者甚至有自残或自杀的倾向。

老年抑郁

老年人属于社会弱势群体，需要子女的关怀，他们的孤独、抑郁往往不为人知。65% 的老年患者认为抑郁的主要原因是对慢病治疗的焦虑；33% 的患者则认为是无用感和孤独感。

78% 的老年患者认为子女的关怀是缓解抑郁症最有效的方式。

在临床治疗过程中，很多老年患者因对疾病认识不足而自行停药，致使病情反复，深受折磨。

（刘欢）

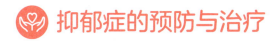 抑郁症的预防与治疗

抑郁症的预防措施

　　抑郁症如此复杂，那我们是不是就没有办法预防了呢？回答当然是否定的。掌握科学的知识，做好健康管理，落实疾病预防措施，是守护健康的第一步。

积极暗示，肯定自我

　　养成写日记的习惯，记录下一天中美好的体验，哪怕是一点点的进步和成绩，尽量少想消极的、令自己不愉快的人或事，这样能保持对生活的希望。遇到困难时，进行积极的自我暗示，相信自己一定能战胜困难，这样可以有效地提高自信心。

制订计划，难易适中

　　每天晚上，制订第二天的行事计划，难度适宜。目标定得太高，若完不成，会影响心情；目标定得太低，不费吹灰之力即可完成，也会影响自信心。必须留有适当的空间，确保每天都可以顺利完成计划。每天的小小进步能让自己积累自信心。

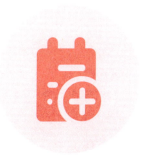

转变观念，适度接纳

　　在生活中遇到问题是不可避免的，不会以个人的意志为转移，所以要灵活地看待问题。生活中的挫折有时候不是来自客观，而是来自主观，要看到事情

不利的一面，更要看到有利的一面，恰当地评价自己，坚持自我，树立信心，燃起对生活的激情。

户外运动，愉悦身心

研究表明，长期进行中等强度的有氧运动，有助于转移注意力，使人心胸开阔，并且能够调节人的中枢神经系统，促进内啡肽等"快乐激素"的分泌。即使每天进行散步、园艺等低强度运动，也能降低各年龄段人群罹患抑郁症的风险，增加幸福感。因此，建议在日常生活中积极运动，根据自己的兴趣爱好选择活动，如散步、慢跑、骑自行车、打球、游泳、跳舞等，任何形式的有氧运动都是有益健康的。如果能在户外进行的话，好处会更大。当然，不建议进行过量的高强度运动，以免增加身心负担。

培养兴趣，提升修养

生活不止柴米油盐酱醋茶，还有诗和远方。当感觉到生活枯燥、乏味时，可以尝试培养兴趣爱好，比如做瑜伽、听音乐、看书、插花等，让自己忙碌起来，没有时间胡思乱想，还能给生活增添乐趣。当感觉到不愉快的时候，多听轻松愉快的音乐，有助于消除悲伤、孤独的情绪，使人心情舒畅，给人积极的暗示。如果觉得心情低落，可以尝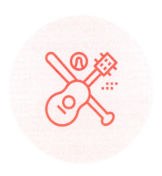试自我调整，适当看看搞笑的娱乐节目或者电影、电视剧，借助外力放松心情，从而预防抑郁症的发生。

自我调节，规律生活

养成良好的生活和饮食习惯，如低钠低糖饮食、戒烟限酒，预防各种躯体疾病发生。保持充足的睡眠，快速恢复精力，使自己身心舒畅，这些都是预防抑郁症的有效措施。

家人支持，不可或缺

保持与家人之间日常的良好沟通，遇到烦心事或者工作、生活上的难题要向家人倾诉或寻求家人的帮助，在亲情的滋润下，有助于快速摆脱抑郁的困扰。

增加社交，学会倾诉

积极参加各种社交活动，扩大自己的社交圈。当出现生活中难以解决的问题时，选择向可以信任的人倾诉是一种有效的应对策略。朋友、同事的精神支持，适时的鼓励以及深入的交谈，特别是来自好友的关心、尊重，可以改变自己的不良认知模式，提高适应能力，有效缓解抑郁情绪。

抑郁症的三类疗法

抗抑郁药物

抑郁症治疗是一个需要长期努力的过程。临床上通常将抑郁症治疗分为3个阶段。

- 第1个阶段是病发的急性期，为最初的8~12周，这段时间可能会经历一个试药的过程。每个人的体质对药物的反应不同，因而医生会谨慎地选择不同的药物，并根据症状的改善程度逐渐调整用药剂量。
- 第2个阶段是治疗的巩固期，通常持续4~12个月，随着症状逐渐缓解，药物及其剂量会保持稳定，以防止病情反复。
- 第3个阶段是治疗的维持期，一般至少2~3年。长期服药并不容易，尤其是在集体生活的环境中，可能需要克服服药的病耻感，以及恶心、嗜睡和肥胖等副作用，还有经济压力等对日常生活的影响。

服药或停药请务必遵循医师指导，突然停药可能导致戒断症状，并使病情恶化。在医师的指导下，逐步、安全地减少药物剂量可能更合适。

一些抗抑郁药可能会对胎儿和婴儿的健康造成损害，所以如果怀孕、计划怀孕或正处于哺乳期，请咨询医生。

大多数抗抑郁药物是安全的，但在某些情况下，儿童、青少年和 25 岁以下的年轻人在服用抗抑郁药时，自杀念头或行为的风险可能会增加，尤其是在服药的最初几周或改变剂量时。因此，应密切关注这类人群的症状波动和异常行为。如果在服用药物时产生了自杀的念头，请立即联系医师或寻求紧急帮助。

尽管存在这些风险，抗抑郁药物在大多数情况下仍然是治疗抑郁症的有效手段。从长远来看，抗抑郁药更有可能通过改善情绪从而降低自杀风险。

心理咨询

心理咨询，也被称为"谈话治疗"。在这个过程中，专业的心理咨询师会与来访者一起讨论相关问题，也可能根据不同的情况灵活采用不同的治疗方法。证据显示，认知行为疗法、人际关系疗法和精神动力学疗法对抑郁症有效。

心理咨询可以帮助来访者宣泄情绪，通过讨论患病和服药的体验等话题，也有助于寻找更好的方法来解决当前遇到的问题，探索导致抑郁的个体化原因；通过心理治疗，个体可以学习识别适应不良的信念和行为，并建立功能良好、健康的思维和行为模式；探索自我和关系，认识自己在关系中的心理角色和位置，改变适应不良的关系模式，建立对生活的满足感和控制感，获得重新开始生活的力量。

脑刺激疗法

MECT（改良电休克治疗）

MECT 可快速有效治疗抑郁症，明显降低自杀风险，疗效可达86.7%，不良反应是有可能出现短暂性失忆。

如果你出现以下情况，医生可能会使用 MECT：

抑郁症状严重，具有高自杀自伤风险，出现明显的自责自罪；拒绝进食，违拗或紧张性木僵；极度兴奋，躁动，冲动伤人，对药物无反应，对药物不能耐受，或因健康原因不能服药。

rTMS（重复经颅磁刺激治疗）

对于那些对抗抑郁药没有反应的人来说，rTMS 也是一种选择，这种疗法具有中度抗抑郁的效果，在改善抑郁症状和减少自杀行为方面均有效；rTMS 的不良反应包括癫痫发作、头痛，但痛感持续时间短，多可自行缓解。

抑郁症并不可怕，可怕的是不能正视它，不能重视它的危害。科学认识抑郁症，给予患者多一点关心和关爱，还他们一片碧海蓝天。

（蔺建文）

助力睡眠质量的方法

> 失眠是指尽管有合适的睡眠机会和睡眠环境，依然对睡眠时间和（或）质量感到不满足，并且影响日间社会功能的一种主观体验。失眠的主要症状表现为入睡困难（入睡潜伏期超过 30 分钟）、睡眠维持障碍（整夜觉醒次数 ≥ 2 次）、早醒、睡眠质量下降和总睡眠时间减少（通常少于 6.5 小时），同时伴有日间功能障碍。失眠引起的日间功能障碍主要包括疲劳、情绪低落或易激惹、躯体不适、认知障碍等。失眠根据病程可分为短期失眠（病程 ＜ 3 个月）和慢性失眠（病程 ≥ 3 个月）。

失眠既然是一种主观体验，那也就意味着，不能单纯依靠睡眠时间来判断是否存在失眠。部分人群虽然睡眠时间较短（如短睡眠者，可能与基因相关），但没有主观睡眠质量下降，也不存在日间功能障碍，因此不能视为失眠。

但是，国外进行的多项研究表明，睡眠过多或过少均会增加罹患慢性病的风险，且伴发焦虑、抑郁的风险极大。因此，无论睡多还是睡少，一旦进入慢性病的发展过程，均会对身体造成伤害。

在寻找睡眠良方之前，首先是要了解一下影响睡眠的因素都有哪些。

影响睡眠的因素，主要包括酒精及药物滥用、肥胖、阻塞性睡眠呼吸暂停、周围神经病变、不安腿综合征、心功能异常、内分泌功能紊乱、贫血、神经系统疾病（如帕金森病、痴呆伴有精神行为异常）、慢性疼痛综合征、慢性疲劳综合征、精神心理疾病，等等。

这里需要特别说明一下酒精滥用的问题。在任何摄入量下，酒精都会导致入睡潜伏期缩短，即缩短入睡时间，似乎可以使人更快入睡。但是，随着酒精被身体快速代谢，会导致后半段睡眠的中断次数增加，容易出现睡眠浅和多梦。同时，大量饮酒会加重原有的阻塞性睡眠呼吸暂停，使睡眠质量更差。

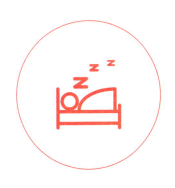

我们再来说说安眠药依赖的问题。药物依赖，简单来说，就是长期使用安眠药可能导致身体对药物的耐受性增加。也就是说，随着使用安眠药的时间越长，身体可能越来越依赖这些药物来入睡，难以自然入睡，同时为了达到相同的效果，药物剂量也会逐渐增加。我们在临床工作中常常看到口服阿普唑仑 2 片都难以入睡的患者，长夜漫漫，内心的痛苦可想而知。

《中国失眠障碍综合防治指南》推荐

❶ 失眠患者首先应坚持病因治疗、认知行为治疗，尽量不使用苯二氮䓬类药物。

❷ 苯二氮䓬类药物治疗应坚持短期、足量使用，避免持续使用超过 4～6 周，也应避免快速加量。

❸ 对于失眠患者而言，相比连续治疗，间断用药可能更好。

❹ 详细评估及再评估适应证，遵医嘱用药，避免多次处方，及时停止治疗（通常在 4～6 周之内），对于预防苯二氮䓬类药物依赖至关重要。

❺ 催眠药物长期使用后，避免大幅减药或突然停药，防止患者因失眠症状反跳而再次服药，从而产生依赖。

❻ 使用催眠药物时应考虑患者的年龄和性别，老人、体弱者和女性应酌情减量，老年失眠患者的药物治疗推荐非苯二氮䓬类药物。

❼ 合并酒精和药物依赖、慢性躯体疾病、慢性睡眠障碍、精神病史、人格障碍及心境恶劣者，均为苯二氮䓬类药物依赖的高危人群，应警惕苯二氮䓬类药物滥用的潜在风险。

因此，出现睡眠问题后，建议先到医院由医师进行必要的检查，以排除由系统性疾病引发的睡眠障碍。如果经过排查，排除了由躯体疾病引发的睡眠障碍，那么我们可以寻求哪些方法来帮助我们缩短入睡潜伏期，减少睡眠片段化，维持更好的深睡眠，以及避免早醒呢？

睡眠卫生教育

睡眠卫生教育的主要内容包括：①睡前 4~6 小时内避免接触咖啡、浓茶或烟等兴奋性物质；②睡前不要饮酒，特别是不能利用酒精帮助入睡；③每日规律安排适度的体育锻炼，睡前 3~4 小时内应避免剧烈运动；④睡前不宜暴饮暴食或进食不易消化的食物；⑤睡前 1 小时内不做容易引起兴奋的脑力劳动或观看容易引起兴奋的书刊和影视节目；⑥卧室环境应安静、舒适，保持适宜的光线及温度；⑦保持规律的作息时间。

保持良好的睡眠卫生是改善失眠的前提条件，但是单纯依靠睡眠卫生教育来治疗失眠是不够的。

放松疗法

应激、紧张和焦虑是诱发失眠的常见因素，放松治疗可以缓解这些因素带来的不良影响，已经成为治疗失眠最常用的非药物疗法之一。其目的是降低卧床时的警觉性及减少夜间觉醒。减少觉醒和促进夜间睡眠的技巧训练，主要包括渐进性肌肉放松、指导性想象和腹式呼吸训练。放松训练的初期应在专业人员的指导下进行，环境要 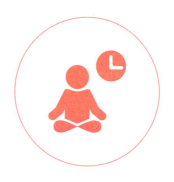 求整洁、安静，患者接受放松训练后应坚持每天练习 2~3 次。目前，国人对于放松训练的认知度较低，因此接受此类治疗的人群有限。

刺激控制疗法

刺激控制疗法是一套行为干预措施，目的在于改善睡眠环境与睡眠倾向

（睡意）之间的相互作用，恢复卧床作为诱导睡眠信号的功能，消除由于卧床后迟迟不能入睡而产生的卧床与觉醒、焦虑等不良后果之间的消极联系，使患者易于入睡，重建睡眠觉醒生物节律。刺激控制疗法的具体内容：①只在有睡意时才上床；②如果卧床 20 分钟不能入睡，应起床离开卧室，可从事一些简单活动，等有睡意时再返回卧室睡觉；③不要在床上做与睡眠无关的活动，如进食、看电视、听收音机及思考复杂问题等；④不管何时入睡，都应保持规律的起床时间；⑤避免日间小睡。

睡眠限制疗法

睡眠限制疗法通过缩短卧床清醒时间，增加入睡驱动能力以提高睡眠效率。睡眠限制疗法的具体内容：①减少卧床时间以使其和实际睡眠时间相符，在睡眠效率维持 85% 以上至少 1 周的情况下，可增加 15~20 分钟的卧床时间；②当睡眠效率低于 80% 时则减少 15~20 分钟的卧床时间；③当睡眠效率在 80%~85% 之间时则保持卧床时间不变；④可以有不超过半小时的规律午睡，避免日间小睡，并保持规律的起床时间。

其他

上述睡眠卫生教育及相应的刺激和限制疗法所起到的作用有限，目前指南仍推荐将失眠的认知行为治疗及药物治疗作为短期及慢性失眠的首选，需要专业医师进行操作。

综上所述，失眠貌似简单，但背后可能隐含躯体疾病的基础，需要经过充分的专业评估（包括精神心理评估）后，由专业医师进行指导和建议，必要时接受治疗。失眠本身并不可怕，还要切记避免酒精及安眠药的滥用。

（蔺建文）